新安医学特色系列教材

新安医学医论医话精选

（供中医学类、中西医结合类专业用）

主　编　牛淑平

副主编　陆　翔　汪沪双

编　者　（以姓氏笔画为序）

　　　　牛淑平（安徽中医药大学）

　　　　汪沪双（安徽中医药大学）

　　　　沈津湛（安徽中医药大学）

　　　　陆　翔（安徽中医药大学）

　　　　陈　浩（安徽中医药大学）

　　　　陈　赟（安徽中医药大学）

　　　　黄　辉（安徽中医药大学）

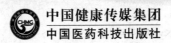

中国健康传媒集团
中国医药科技出版社

内 容 提 要

　　本教材是"新安医学特色系列教材"之一，主要介绍了具有中国传统医学独特地域特色的流派——新安医学的多位著名医家的学术思想。医家按年代排序，精选了汪机、孙一奎、程国彭、吴澄、吴楚、江之兰、余国珮、郑宏纲、汪昂、陈嘉谟、吴崑、吴亦鼎、王国瑞、徐春甫、程履新等新安医家关于医理、本草、针灸、养生等方面的相关论述，以及一些生动有趣、启迪思维的杂说佚事。每位医家为一章节，每节前有简要介绍医家生平成就的导学，每节后有思考题。章节内所选学习内容均按标题、原文、注释、按语体例进行编写。

　　本教材适合本科中医学类、中西医结合类专业师生选用。

图书在版编目（CIP）数据

新安医学医论医话精选 / 牛淑平主编 . -- 北京：
中国医药科技出版社，2024.8. -- （新安医学特色系列
教材）. -- ISBN 978-7-5214-4752-1

Ⅰ. R2

中国国家版本馆 CIP 数据核字第 2024FS6787 号

美术编辑　陈君杞
版式设计　友全图文

出版　**中国健康传媒集团**｜中国医药科技出版社
地址　北京市海淀区文慧园北路甲 22 号
邮编　100082
电话　发行：010-62227427　邮购：010-62236938
网址　www.cmstp.com
规格　787 × 1092mm $\frac{1}{16}$
印张　5 $\frac{1}{4}$
字数　120 千字
版次　2024 年 8 月第 1 版
印次　2024 年 8 月第 1 次印刷
印刷　北京京华铭诚工贸有限公司
经销　全国各地新华书店
书号　ISBN 978-7-5214-4752-1
定价　**39.00 元**

获取新书信息、投稿、为图书纠错，请扫码联系我们。

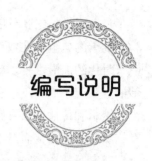

编写说明

新安医学是中国传统医学中文化底蕴深厚、流派色彩明显、学术成就突出、历史影响深远的重要研究领域，是徽学的重要组成部分。作为"程朱阙里""理学故乡""儒教圣地"的徽州是一片盛产"文明"的土地，新安医学正是这一文化土壤的不朽产物，在中国医学史上写下了灿烂的篇章，对中医学的发展作出了巨大贡献。

新安医学以历史悠久、医家众多、医著宏富而著称于世。据考证，自宋迄清，见于资料记载的新安医家达800余人，其中在医学史有影响的医家达600多人，明清两代更是新安医学鼎盛时期，故有中医人才"硅谷"之称。

医著方面，据《新安医籍考》所载新安医家共编撰中医药学术著作800余部。如南宋张杲《医说》，是我国现存最早的医史传记类著作；明代吴崑《医方考》是我国第一部注释方剂的专著；江瓘《名医类案》是我国第一部研究和总结历代医案的专著；方有执《伤寒论条辨》开错简流派之先河；清代郑梅涧《重楼玉钥》是我国第一部喉科专著。在近代中医所推崇的"全国十大医学全书"之中，出自新安医家的就有明代徐春甫《古今医统大全》、清代吴谦《医宗金鉴》和程杏轩《医述》3部。此外，明代孙一奎《赤水玄珠》，陈嘉谟《本草蒙筌》，清代汪昂《汤头歌诀》《本草备要》，程国彭《医学心悟》，吴澄《不居集》以及迁徙苏州的叶天士《临证指南医案》，都是临证习医者的必备参考书，被中医高等院校编入教材。

新安医家在医学理论、临床医学和药物学等方面皆多有建树，一些学说已成为当代中医理论的重要组成部分。如明代汪机融李东垣、朱丹溪之学而发明"营卫一气"说，提出了"调补气血，固本培元"的思想，开新安温补培元之先河，并最先提出"新感温病""阴暑"说，在外科上主张"以消为贵，以托为畏"。孙一奎临证体验到生命"活力"的重要性，用"太极"对命门学说进行阐发，创"动气命门"说，揭开了命门学说指导临床的新篇章。方有执大胆将《伤寒论》整移编次，创"错简重订"说，开《伤寒论》错简派之先河，揭开伤寒学派内部争鸣的序幕。吴澄专门研究虚损病证，创"外损致虚"说，与叶天士"养胃阴说"相得益彰；余国珮创万病之源、"燥湿为本"说，皆当时"医家病家从来未见未闻"之学术见解。郑梅涧创论治白喉"养阴清肺"说；程国彭《医学心悟》总结"八字辨证"说，创立"医门八法"说；汪昂《本草备要》《汤头歌诀》创"暑必夹湿"说，是对王纶治暑之法"宜清心利小便"的重要发挥，为叶天士以后的暑病治疗建立了基本原则。

新安医学临床各科更是名医辈出。数十家世代相传的"家族链"享誉各方，成为中医学术继承的典范。在数百种现存的临床专著中所提出的精辟见解、理论和方法，均代表了明清时代的前沿水平。新安医家的临床经验集中反映在数十部医案专著中，数百种疾病诊治的真实记录成为不可多得的珍贵财富。新安医家的学术思想通过丰富、生动的医论医话得以展示和传播。新安医家创造性地提出方剂分类理论，创制众多历验不爽的新方至今仍在临床广为应用，而对中药精辟阐发的本草著作传播极为广泛。

　　新安医学众多医家各抒己见，兼收并蓄，形成了众多的学派，主要有明代汪机开创的"温补培元"派，方有执为代表的《伤寒论》的"错简重订"派，清代郑梅涧为代表的"养阴清润"派，叶天士为代表的"时方轻灵"派，汪昂为代表从事医学科学普及的"医学启蒙"派，以及经典注释家中的"改革创新派"等。一些学术派别已成为当代中医各家学说的重要一支，是中医学宝库中不可分割的重要组成部分。

　　为了更好地传承创新发展新安医学，我们组织编写"新安医学特色系列教材"，力求做到短小精练，易教易学。"新安医学特色系列教材"涉及新安医家学术、医案、医话、医论、方药、针灸以及内、外、妇、儿、五官各科，是在原始文献基础上的一次关于新安医学学术特色和临床成就的集中总结和提炼。《新安医学导论》《徽文化概论》从总体上对新安医学及其文化基础进行介绍。《新安医学学术思想》对新安医家群体的学术思想进行提炼，理论联系实际，阐发学术特点，突出临床应用。《新安医学医案精选》纲目明细，突出新安医家的独特治验和用药风格，使新安医家临床经验更易于师法。《新安医学医论医话精选》对一些医论医话进行精选，介绍一批优秀的新安医家原创经典之论。《新安医学方药精选》介绍新安医家在方剂和药物学方面显著成就，突出介绍原创方剂。《新安医学内科精选》详细介绍了新安医家对内科疾病的病因、病机、诊断、治疗等方面的经验。《新安医学外科精选》集中展现了新安医家在外科和骨伤科领域的临床成就。《新安医学妇科精选》系统整理了新安医家的妇科临证经验。《新安医学儿科精选》对新安医家儿科成就进行了精辟的介绍；《新安医学五官科精选》介绍了新安医学五官科临床创新的独到特色。新安针灸医家的学术特点和成就在《新安医家针灸学说》中得到系统的介绍。而《新安医学概论》（上、下）则是适合于普通班教学的浓缩本。"新安医学特色系列教材"的编写，对培养真正的具有新安医学特色的高素质中医人才，将具有重大意义。

前言

　　《新安医学医论医话精选》是以培养学生阅读新安医学古籍文献能力，了解新安医学代表人物的学术思想，提高中医基础理论水平为主要目的的一本教材。该教材属"新安医学特色系列教材"之一，源于"教育部特色专业"——中医学专业新安医学特色教育和"新安医学教学改革试点班"的校内自编教材，是"特色专业"教学内容、教学方法改革的重要组成部分。

　　本教材编写本着学术性、特色性、典型性、指导性为原则，精选了汪机、孙一奎、程国彭、吴澄、吴楚、江之兰、余国珮、郑宏纲（郑梅涧）、汪昂、陈嘉谟、吴崑、吴亦鼎、王国瑞、徐春甫、程履新等新安医家关于医理、本草、针灸、养生等方面的相关论述，以及一些生动有趣、启迪思维的杂说佚事。每位医家为一章节，每节文前有简要介绍医家生平成就的导学；每节后有思考题，以促进学生学习思考。章节内所选学习内容多包括按标题、原文、注释、按语体例几项。

　　标题是根据原文所论之主题凝练而成，以突出医家的学术观点、特色为宗旨。所选原文均于其后另起一行在括弧内标注其出处，不同出处的原文合为一条者，先于各处原文后用破折号注其出处，后于全条原文后另起一行在括弧内标注其出处，以便于学生检读原文；原文本身系注释体者，在经典文字与注解文字前在括弧内注明。在内容取舍上，我们本着引导学生阅读学习、启发学生研究思考、开阔学生临床思路的宗旨，尽可能地通过所选原文能展示新安医学各个方面的学术成就。同一话题不同新安医家可能会有不同的见解，本着学术上百家争鸣的原则选录，不作观点上的取舍。

　　新安医学博大精深，内容丰富，其众多的学术观点、地方特色，正是通过丰富生动的医论医话形式得以展示和体现，但由于教学时数有限，本教材只节选部分代表性的原文作为学习内容，以启迪学生思维、开拓学生视野。

编　者

2024年4月

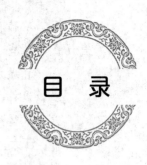

目　录

第一章 绪 论

"论"者，必有所发，刻意论证；"话"则随得随录，形式机动灵活。医论与医话形式虽各具特色，但两者内容并无区隔，新安医学著述也不例外。应该说，"医话"内容包罗万象，它辅翼了"医论"的表现形式。自宋元到清末，新安医家留下了800余部医学著作，其中有医论专著，如张扩《医流论》、汪机《运气易览》、余国珮《医理》、罗周彦《药性论》等；也有医话专著，如郑宏纲的《箧余医话》、戴谷孙《谷荪医话》、程道周《锦囊医话》、许橡村《怡堂散记》等。但更多的学术论说则是融汇于各类医学著作中，内容面面俱到，且表述方式不拘一格，如《石山医案》中有"营卫论"阐述、《本草备要》中有"人之记性皆在脑中"论述，宽泛地说，新安医学医论医话概念之外延可以涵盖至整个新安医学著作。新安医学之学术成就与贡献，正是通过丰富、生动的医论医话阐述而得以展示，并体现出了较强的学术观点、地方特色、临床指导原则。

一、观点鲜明的深说博论

纵览新安医学著作，可以发现一批优秀论作，这些论述洋洋洒洒，深说博论，不乏创义，不仅观点鲜明，立论独特，议论有理有据，更重要的是在中医学术争鸣和治疗体系中都占有极其重要的地位，从而成为新安医学的核心理论。

汪机的"参芪论"

汪机生当明代中期，正是丹溪学说盛行之时。丹溪"阳有余阴不足"论，本是对南宋滥用《局方》香燥流弊的纠偏，丹溪学说盛行后，一些医家偏执丹溪滋阴之说，过用苦寒，戕伤元气，渐成新的时弊。明代浙江医家王纶著《明医杂著》，其中有专门的"忌用参芪论"章节，就是在丹溪阴火论的基础上夸大了参芪的副作用。汪机针锋相对撰写了《辨〈明医杂著〉忌用参芪论》以及《营卫论》文章，观点鲜明地认为"丹溪治火，未尝废人参而不用"，文中列举了许多丹溪用参芪的案例以论证，说理详实，影响深远。汪机弟子程廷彝紧随其后，撰有《病用参芪论》一文相呼应。汪机之后，孙一奎、江民莹、吴洋、郑重光、吴楚、吴澄等新安名医承其学说，形成了新安温补培元派的中坚力量。其学术思想对后来浙江名医张介宾、江苏名医李中梓有着很大的影响。

孙一奎的"命门动气"说

孙一奎为新安医家汪机的徒孙，其创立命门动气学说，与汪机的培元固本思想有着直接关系。孙氏将汪机的培元固本说，从培固脾胃元气发展到注重命门元气，使培元固本的理论更趋全面和成熟。孙氏以豆发芽来比喻命门动气与两肾的关系，"此二肾，如豆子果实，出土时两瓣分开，而中间所生之根蒂，内含一点真气，以为生生不息之机，命曰动气，又曰原气，禀于有生之初，从无而有。此原气者，即太极之本体也。"确立了"命门动气"说的基本内涵，完善了《难经》关于命门论述，使命门从两肾之中分离出来。又据十二经配脏腑的原理，得出"命门不得为相火，三焦不与命门配"的结论，从而又否定了《脉诀》一书认为"命门配三焦，属相火"的观点。

孙一奎的"三焦无形"说

关于三焦有形与无形的观点，历史上多有争论，其中以宋代陈无择和明代马玄台的观点最具代表性，二人均为浙江人。陈无择在《三因极一病证方论》中据《龙川志》所云徐遁检视脏腑，认为三焦如手掌大小的脂膜一般，力主"脂膜三焦"有形之说；马玄台在《难经正义》中谓三焦有二，一是上中下三焦，以行脉道而通十二经；二是手少阳三焦经，以司决渎之职。前者为无形，后者为有形，故而主张三焦有二之说。孙一奎在《医旨绪余》一书中有驳马玄台"《难经正义》三焦评"的专篇论文，文中认为《内经》《难经》以及前贤诸家均没有看到或记载有三焦如脂膜，不是前人没有检验尸体的机会，而是在检验时根本就没有所谓的类似脂膜样可以称之为三焦的东西存在，故而才有《内》《难》以及前贤不提此说的情况，从而驳斥了陈无择"脂膜三焦说"的无稽之谈。又以王好古《此事难知》中关于三焦的真正含义，来否定马玄台所云"三焦有二"之说；进而依据《内》《难》中关于三焦的理论，力倡"三焦无形说"，论说有理有据。

方有执的"错简重订"说

明代方有执著《伤寒论条辨》，书刻于明万历壬辰年。方氏于己丑年、壬辰年、癸巳年、辛卯年围绕此书分别作了5篇序跋及引文，以阐明自己的学术观点。方氏认为，《伤寒论》"简篇条册，颠倒错乱殊甚"，因此"移整若干条"重新编次成《伤寒论条辨》。张仲景《伤寒论》历来被奉为圣典，方有执的"错简重订"说一鸣惊人，引发了明清时期伤寒学派内部围绕着《伤寒论》的编次注释、研究方法、六经本质等问题的热烈论鸣，从而形成不同的流派，促进了伤寒理论与实践的发展。后来学者们将伤寒学术争鸣史上的"错简重订""维护旧论""辨证论证"三说并列为三足鼎立之派系。

汪宗沂的"《伤寒》非专为伤寒设"

应该说，"《伤寒》非专为伤寒设"问题中医界从古一直争论至1949年后。这一观点并非汪宗沂首提，明代方有执在《伤寒论条辨》的引文中就强调"论病以辨明伤寒，非谓论伤寒之一病也"，并提出了"乱伤寒"和"杂伤寒"概念，将温病归为杂伤寒，认为："凡痉湿暍，皆与伤寒相涉无疑，故一一条辨而例论之。"在方有执"错简重订"说影响下，新安伤寒家们几乎保持了一个共识，就是在重新编著伤寒条文的同时，尽力结合当时实际而融伤寒与温病理论于一体。无论是汪宗沂的《伤寒杂病论合编》，还是程应旄的《伤寒论后条辨》、王少峰的《伤寒从新》、卢云乘的《伤寒医验》、孙文胤的《丹台玉案》等皆如此。

王钰的"不以伤寒读伤寒，而以表里脏腑四字读伤寒"说

继方有执后，清初新安医家程应旄著有《伤寒论后条辨》，除其自序外，其弟子王钰所做之序文，以师徒讨论的形式，在领会老师的意旨下，紧扣"表里脏腑"四字详论了

《伤寒论》的要领，条分缕析，纲举目张，从又一视角论证了《伤寒》非专为伤寒设的问题，颇值得研究《伤寒论》的学者们细读品味。

二、独具匠心的特色治疗体系

其特色可表现在多层次、多方面。新安地区特殊的地理人文环境赋予了新安医学浓郁的地方特色，如上面已提到的新安培元固本派是新安医学学术的典型特色代表。再如很多文化上的新安家族链专科医学特色，地理环境方面的养生特色和本草学特色等。更多的则是各位医家在不同的师承或经历基础上所形成的独到的临床风格或创新发明。这里仅举部分新安医家独到的特色理论体系。

吴澄的虚损治疗特色

首先，虚损一证自古有说，病因有别，然病机不外阴阳之虚损。清初吴澄在其《不居集》中，系统地提出自己的"外损"之说，在"外损"的鉴别诊断和辨证方面，提出了"外损"之证须与外感和内伤等类似之证加以区别的方法，并创立了13首治"外损"方剂。其次，治虚损之证，历代有从阴阳而治，有从肝肾而治，有从脾胃而治。吴氏却认为，虚损之证往往最易表现为脾胃后天虚损之象，主张健脾胃为治疗虚损之第一步，而在健脾胃中，理脾阴又是健脾胃的重中之重。"脾阴"之说，虽前人有所提及，但相对于前人来说，吴澄的"脾阴说"更加系统并富有自我的独创性。吴氏以为，历代古方理脾健胃，多偏补胃中之阳，不及脾中之阴。故主张以芬香甘平之品培补中宫，而不燥其津液。李东垣强调了健胃在内伤虚损中的重要性，却忽略了脾脏自身的重要性。吴氏"理脾阴"之法，可与东垣补脾胃以"养胃阴"之法相得益彰，对后世治疗脾胃病乃至一切虚损病，提供了有益的借鉴与启发。

余国珮的燥湿治疗特色

清代余国珮著《医理》，专论燥湿，理论独到，自成一家。其核心观点是："内伤则从性命源头立论，外感独揭燥湿为纲"，倡"六气独重燥湿论"，认为虽有六气之名，不外燥湿之气所化。而燥湿之气，可寒可热，医者再能因燥湿之偏分其寒热之变，一任病情万状，总以燥湿为把柄，治之自无贻误。及至对外科、妇科等疾病，余国珮同样也提出可以从燥湿分治，从而建立了系统的燥湿治疗特色体系。

吴崑的针方特色

明代吴崑所著《针方六集》，在针灸处方学方面颇具特色，其中卷四的"旁通集"，通过以药明针的比较方法，论述了针灸基本理论。他的"药之多，不如针之寡也"之说，实际上是强调了针刺简便快捷的作用效果。如："后溪申脉四穴并刺尽表邪，其效如桂枝、麻黄、葛根、大小青龙诸方""通圣散之治风热，可与五十九刺争美"。在手法方面，同样认为汤药有君臣佐使，针灸之方亦然。药物经炮炙后可以引药至病所，那么，选穴如果不施以适当的手法，就如同选用了没有经过适当炮炙的药物。在组方上更是指出"药有轻剂、重剂、平剂、调剂，因病而为之轻重也；针有巨刺、缪刺、微刺、分刺，亦因病而为之浅深也。""针药犹兵,小方不足以去病,可合方连衡",即针刺当仿汤药治病,小方平剂调之无效就应立重方,一般的针刺法难以祛邪扶正时,就群刺之,犹如集中兵力制敌取胜。

汪机的系列运气方特色

从王冰《素问》七篇大论以下,历代运气著书间有问世,但任应秋教授认为,唯明代汪机的《运气易览》和张介宾的《类经图翼》最引人入胜。汪机所著《运气易览》从理论到临床运用,尤其是书中汪氏制定的系统的五运六气基础方,可谓是独树一帜。有甲年附子茱萸汤、乙年紫菀汤、丙年川连茯苓汤、丁年苁蓉牛膝汤、戊年麦门冬汤、己年白术厚朴汤、庚年牛膝木瓜汤、辛年五味子汤、壬年苍术汤、癸年黄芪茯神汤等,运气方作用原理的考证虽有待深入,但汪机明确提出古人很多名方如滑石散、木香散等都是结合运气理论所立,如果运用时不分时令,一概施治,则难以取得效果,这是一个不能忽视的学术研究内容。

王国瑞的子午流注"飞腾八法"特色

针灸子午流注针法有很多,诸如纳甲法、纳支法、养子法、飞腾八法、灵龟八法等。其中的"飞腾八法",名称首见王国瑞《扁鹊神应针灸玉龙经》,其后徐凤《针灸大全》、高武《针灸聚英》虽都也有载述,但其内容除八脉八穴配九宫八卦三书所述相同外,对逐日按时配合干支的推算和运用法,王氏独有阐述,自成特色。

郑宏纲的养阴清肺治白喉特色

清代《重楼玉钥》一书对白喉的病理有独到的见解,指出白喉"属少阴一经,热邪伏其间,盗其肺金之母气,故喉间发白",创立了"养阴清肺"治白喉特色方法。这比湖南张善吾著《时疫白喉捷要》(国内第一部白喉专书)早75年,比法国人孛里通(Bretonneau)的白喉专著(西医医学史上一份最早的资料)早32年,而诺贝尔奖获得者德国人冯贝林(E. A. von Behring)研究用血清治疗白喉,较郑氏养阴清肺汤迟一个世纪。郑氏以诸多生动、亲历之病案,阐述并论证了养阴清肺治白喉的理论与疗效,提出了"养阴忌表"的鲜明观点,对今天临床中医传染病领域仍有积极的启发意义。

三、开拓思维的临床经验总结

无论是深说博证的观点性阐述,还是特色理论体系的创立;无论是治疗原则的总结、医案医话的记录,还是本草方面辨药、采药、制药、用药等之具体介绍;也无论是针灸治疗的明证善治之例,还是养生种种具体方法之阐释等,新安先贤所论对于如今临床都有重要的现实性指导意义。

治疗原则方面

如程国彭治火,将火热总结为"以内出者为子火,外至者为贼火"两大类,既包括了朱丹溪虚实之火的内涵,又充实和发展了虚实之火的证治内容。此外,程国彭的"医门八法""外科十法"的创立，更是具有里程碑标志性的意义。

还有，孙一奎的"气郁胁痛"论，立有正治和从治两法则，以及妇人淋闭"从肝治""温补下元治胀满"之观点皆独具特色；吴澄的"治虚损之理脾阴法"，以芳香甘平之品培补中宫而不燥其津液，以及"从肺脾肾虚损有痰论"，肺虚之痰"保肺以滋其津液"，脾虚之痰"培脾以化其痰涎"，肾虚之痰"补肾以引其归脏"，三法论述既体现重点，又兼顾全局，精辟独特，为后世治痰，提供了有益的启发和指导；江之兰的"痛有虚实之分，虚者宜补"论，强调实证疼痛固然常见，而虚证致痛临床亦不少见，治法有补有泻，其辨证之法，不可不详。总之，新安医家诸多独特的临床经验以及在前人基础上的进一步完善总结，于如今临证多有较直接的参考价值。

本草方面

如陈嘉谟《本草蒙筌》中的"治疗用气味"论、"用药择地土"说，"贸易辨假真""制造资水火""利前之药何以不利于后""良药当勿传诡"等论述皆独到而深刻。徐春甫的"无物而非药论""药草之妙用"，程履新的"用药之忌，在乎欲速论"，汪昂的"本草方书若不明所由，则难豁观者心目"，胡雪岩的"药之真伪视乎心之真伪"等，以及一些具体药物的考证和运用介绍等，诸家上溯下引，广征博采，求真求实，提炼智慧，皆于实用之中渗透着传统医药人文科学之深厚底蕴，体现了本草学的博大精深，于临床也多有直接或间接的参考价值。

养生方面

鲍山著《野菜博录》，立"草木清爽宜人"说，主张清淡素食；程履新著《山居本草》，以养生与本草相结合为特色，其对"治未病"思想的阐释和发挥，不仅言之有理、论之有据，而且环环相扣、层层递进，力主"病有不以药治者""心病还将心药医"的观点，从而达到"不以药治，病前自防，无病自养"之境界；还有朱本中的"饮食亦未常不害生也"，徐春甫的"治年高之人疾患，不能将同年少""释六字气诀功法""保养三术"等，既有诸多新安医家所创立或阐发前人的养生理念，又有具体养生保健方法的介绍，可供今人习用参考。

新安地区作为"东南邹鲁""程朱阙里"，文化底蕴深厚，如新安紫阳山理学、不疏园朴学、齐云山道教、九华山佛教——在一定历史时期内如此高度集中儒、道、佛人文盛景于一地，并对中医学术产生深远影响的区域，在全国并不多见。所谓"天下明医出在新安"，盖源于新安地区人文盛景的滋养，博大精深的中华传统文化的熏陶。

1. 谈谈你对医论与医话概念的理解。
2. 新安医家的学术特色有哪些？

第二章 医论医话选

本书精选了汪机、孙一奎、程国彭、吴澄、吴楚、江之兰、余国珮、郑宏纲、汪昂、陈嘉谟、吴崑、吴亦鼎、王国瑞、徐春甫、程履新等新安医家关于医理、本草、针灸、养生等方面的相关论述，以及一些生动有趣、启迪思维的杂说佚事。每位医家为一章节，每节文前有简要介绍医家生平成就的"导学"，后有"思考题"。通过医论、医话选的学习，能够为学生关注、学习和研究新安医学提供一些史料线索，也能够为学生日后尽快地进入临床医疗状态、提高中医学术水平提供有益的帮助和借鉴。

第一节 汪 机

👉 导学

汪机（1463—1540），字省三。世居祁门县城内之石山坞（又称南山朴墅），因而号"石山居士"。撰写医学著作10多种，有《伤寒选录》《医学原理》《运气易览》《读素问钞》《针灸问对》《脉诀刊误》《推求师意》《外科理例》《痘治理辨》《本草会编》《医读》《内经补注》《石山医案》等。《石山医案》中的"营卫论""辨《明医杂著》忌用参芪论"，提出了固本培元学术思想，奠定了新安医学流派的理论基础，影响深远。本节选取了《石山医案》等部分精彩论说及一些医案作为学习内容，要求掌握汪机的学说观点，熟悉汪机的一些临床用药特色，了解汪机对运气理论的发挥运用。

一、丹溪治火，未尝废人参而不用

【原文】按汝言王公撰次《明医杂著》[1]，其中有曰：若酒色过度，伤损肺肾真阴，咳嗽、吐痰、衄血、咳血、咯血等症，此皆阴血虚而阳火旺也。宜甘苦寒之药，生血降火。若过服参、芪等甘温之药，则死不治。盖甘温助气，气属阳，阳旺则阴愈消故也。又云：咳嗽见血，多是肺受热邪，气得热而变为火，火盛而阴血不宁，从火上升，治宜滋阴泻火，忌用人参等补气之药。又撰次《本草集要》[2]云：人参入手太阴而能补火，故肺受火邪、咳嗽及阴虚火动、劳嗽、吐血者忌用之，误用多致不救。予常考其所序，固皆本之丹溪。然丹溪予无间然矣，而王氏未免有可议者。

丹溪曰：治病必分血气。气病补血，虽不中病，亦无害也。血病补气，则血愈虚散矣。此所以王氏阳旺则阴愈消之说也。丹溪又曰：补气用人参，然苍黑人多服之，恐反助火邪而烁真阴。此所以又言王氏咳嗽见血，多是火盛阴虚，忌用人参补气之论。而《集要》复有人参补火，肺受火邪、劳嗽、吐血等症忌用人参之戒也。

夫王氏之言虽出丹溪，但过于矫揉而又失之于偏也。不曰误服参、芪多致不救，则曰多服参、芪死不可治，言之不足，又复申之，惟恐人以咳嗽、失血为气虚，不作阴虚主治也。篇末虽曰"亦有气虚咳血"之言，又恐人因此言复以咳嗽、失血为气虚，故即继之曰但此症不多尔。是以愈来后人之惑，使凡遇咳血，虽属气虚，终以前言为主，而参、芪竟莫敢用也。殊不知丹溪立法立言，活泼泼地，何尝滞于一隅？于此固曰血病忌用参、芪，于他章则又曰虚火可补参、术、生甘草之类，又曰火急甚者，兼泻兼缓，参、术亦可。是丹溪治火，亦未尝废人参而不用。王氏何独但知人参补火，而不知人参能泻火邪？丹溪又曰：阴虚喘嗽或吐红者，四物加人参、黄柏、知母、五味、麦门冬。又曰：好色之人元气虚，咳嗽不愈琼玉膏，肺虚甚者人参膏。凡此皆酒色过伤肺肾，咳嗽、吐血症也，丹溪亦每用人参治之而无疑。王氏何独畏人参如虎耶？叮咛告戒，笔不绝书。宜乎后人，印定耳目，确守不移，一遇咳嗽血症，不问人之勇怯，症之所兼，动以王氏藉口，更执其书以证，致使良工为之掣肘，病虽宜用，亦不敢用，惟求免夫病家之怨尤耳。病者亦甘心忍受苦寒之药，纵至上吐下泻，去死不远，亦莫知其为药所害。与言及此，良可悲哉！

汪机（《石山医案·卷之三·辨〈明医杂著〉忌用参芪论》）

【注释】

[1]《明医杂著》：综合性医书。王纶撰于嘉靖己酉（1502）年，薛己注。

[2]《本草集要》：也为王纶所著。

【按语】 汪机生当明代中期，正是丹溪学说盛行之时。元末明初最有影响的医家王履、戴思恭，均系朱丹溪门人，明初先于汪机的著名医家虞抟、王纶等也都是继承丹溪学说的中坚人物。朱丹溪的"阳有余阴不足"论，本是对南宋滥用《局方》香燥流弊的纠偏，丹溪学说盛行后，一些医家偏执丹溪滋阴之说，过用苦寒，戕伤元气，渐成新的时弊。动辄"滋阴降火"而投以黄柏、知母等苦寒之品，甚而"于甘温助阳之药一毫不敢轻用"。王纶著《明医杂著》，其中有专门的"忌用参芪论"章节，就是在丹溪阴火论的基础上夸大了参芪的副作用。汪机针锋相对撰写了上述辩论文章，观点鲜明，认为"丹溪治火，未尝废人参而不用"，文中还列举了许多丹溪用参芪的案例以论证，说理详实。其弟子程廷彝所撰"病用参芪论"是其姐妹篇。

二、清暑益气，贵在加减运用、灵活变通

【原文】 一妇形色脆白，年五十余，忧劳，六月背疮。艾灸百余壮，疮散病疟。身热，自汗，口渴，头晕，呕吐，泄泻，不进饮食，寒少热多。自用清暑益气汤，病甚。予诊左脉浮微，似有似无，右脉浮小，按之不足。曰：病虽属疟，当作虚治。依方而用清暑益气，固与病宜，但邪重剂轻，病不去耳。令以参、术加作五钱，芪三钱，茯苓一钱，陈皮七分，甘草五分，煎服病退。

——《石山医案·疟》

一人年三十，六月因劳取凉，梦遗，遂觉恶寒，连日惨惨[1]而不爽，三日后头痛躁闷。家人诊之，惊曰脉绝矣。议作阴症，欲进附子汤，未决，邀予往治。曰：阴症无头痛。今病如是，恐风暑乘虚入于阴分，故脉伏耳，非脉绝也。若进附子汤，是以火济火，安能复生？姑待以观其变，然后议药。次日，未末申初果病，寒少热多，头痛躁渴，痞闷呕食，自汗，大便或泻或结，脉皆濡小而驶，脾部兼弦。此非寻常驱疟燥烈劫剂所能治，

遂用清暑益气汤减苍术、升麻，加柴胡、知母、厚朴、川芎，以人参加作二钱，黄芪钱半，白术、当归各一钱，煎服二十余贴而愈。

——《石山医案·暑》（汪机《石山医案》）

【注释】

[1] 惨惨：忧闷；忧愁。《诗·小雅·正月》："忧心惨惨，念国之为虐。"郑玄笺："惨惨，犹戚戚也。"

【按语】第1案，汪机认为病变后期正虚为主要矛盾，故加大了参、芪、术、苓等扶中益气药的用量，药到病除。第2案，汪机不为假象所迷，沉着冷静，辨证入扣，诊断其气虚热郁兼湿，但热重于湿，故以清暑益气汤加减：加重参、芪、术、归等补气阴之品用量，热重湿轻，故减苍术、升麻燥烈，加柴胡、知母、厚朴、川芎清热透达，调服20余贴而愈。

三、升阳益胃治胀满

【原文】一人形瘦色脆，年几三十。正德十年四月腹痛，惟觉气转左边，五日而止。次年四月亦然。八月病疟，间日一发，寒少热多，十余日止。第三年四月八月如旧，腹痛疟作。四年五年四月八月亦然，但疟作腹痛，疟止痛止。旬余疟除，又泻痢十余日。泻止疟又作，但不腹痛，五日疟瘥。仲冬感寒，头痛发热，腹及右胁胀痛，气喘溏泻，内黑外红，日夜五六次，内热不减，饮食难进。医用三乙承气汤三贴，继用木香积术丸，诸症稍定。午后内热愈炽，遇食愈胀，得泻略宽，头痛不减，诣予诊治，脉皆浮濡近驶。曰：气属阳当升，虚则下陷矣，又屡服消克攻下之剂，所谓虚其虚也，安得不胀而濒泻乎？经云下者举之，其治此病之谓欤！

或曰：胀满者，气有余也；积块者，气固结也。经云结者散之，有余者损之。今有余而补固结，而益何谓？予曰：人身之气，犹天之风，风性刚劲，扬砂走石，孰能御之？孟子曰"至大至刚"是也。馁[1]则为物障蔽，反以为病。若能补养，以复其刚大之性，则冲突排荡，又何胀满不散、积块不行？经曰"壮者气行则愈，怯者著而成病"是也。盖气之强壮者，则流动充满。或有积滞，亦被冲突而行散矣，何病之有？气之怯弱，则力小迟钝，一有积滞，不免因仍承袭，积著成病。故此病法当升阳益胃。遂以参苓白术散煎升麻汤，调服月余，仍令丸服一料而愈。

（汪机《石山医案·疟》）

【注释】[1] 馁：饥饿、空虚。

【按语】汪机投人参、茯苓、白术、甘草、升麻等甘味之属，治脘腹胀满而建奇效，正如汪机引经所言"壮者气行则愈"。可见，病情变化万种，治病岂可执一法而泥固不变。凡久病胃气虚所致不能健运而出现痞满者，但用甘缓无妨，若不应可佐温运之品，相得益彰而见效。

四、舍时从症治劳倦

【原文】一儿年十一，色白神怯，七月间，发热连日，父令就学，内外俱劳，循至热炽，头痛，正合补中益气汤症。失此不治，以致吐泻，食少。其父知医，乃进理中汤。吐泻少止，渐次眼合，咽哑不言，昏昧不省人事，粥饮有碍，手常揾[1]住阴囊。为灸百会、尾骶不应。其父质于予。予曰：儿本气怯，又当暑月过劳。经曰"劳则气耗"。又曰"劳倦伤脾"。即此观之，伤脾之病也。身热者，经曰"阳气者，烦劳则张"。盖谓气本阳和，或劳烦，则阳和之气变为邪热矣。头痛者，经曰"诸阳皆会于头"。今阳气亢极，则邪热熏蒸于头而作痛也。吐泻者，脾胃之清气不升，浊气不降也。目闭者，盖诸脉皆属于目，而眼眶又脾所主，脾伤不能营养诸脉，故眼闭而不开也。咽哑者，盖脾之络连舌本、散舌下，脾伤则络失养，不能言也。经曰"脾胃者，水谷之海"。五藏皆禀气于脾，脾虚则五藏皆失所养。故肺之咽嗌为之不利，而食难咽；故心之神明为之昏瞀而不知人。常欲手揾阴囊者，盖无病之人，阴升阳降，一有所伤，则升者降，降者升。经曰"阴阳反复"是也。是以阴升者降，从其类而入厥阴之囊，因阴多阳少，故手欲揾之也。此皆脾胃之病。经谓土极似木，亢则害，承乃制也。症似风木，乃虚象耳，不治脾胃之土，而治肝木之风，欲儿不死难矣！且用参、芪、术各三钱，熟附一钱煎，用匙灌半酒杯，候看如何。

服后，病无进退。连服二三日，神稍清，目稍开，如有生意，食仍难咽。予为诊之，脉皆浮缓，不及四至。予曰：药病相宜，再可减去附子服之。渐渐稍苏。初医或作风热施治，而用荆、防、芩、连、蚕、蝎之类；或作惊痰，而用牛黄、朱砂、轻粉等药。此皆损胃之剂，岂可投诸儿？今得生幸耳，实赖其父之知医也。

或曰：经云无伐天和，其症又无四肢厥冷，时当酷暑而用附子，何也？予曰：参、芪非附子无速效，而经亦曰假者反之。正如冬月而用承气之类，此亦舍时从症之意也。

（汪机《石山医案·劳》）

【注释】

[1] 揾（wèn）：按，用手指按住。

【按语】患儿暑月劳倦伤脾，而表现却似风木之症，汪机一番理论，虽时当酷暑而用参、芪、术、附奏效，令人回味。

五、甘温除热治梦遗

【原文】一人年十九，面白质弱，因作文过劳，梦遗，遂吐血碗许，自是微咳倦弱，后身忽大热，出疹。疹愈，阴囊痒甚，搓擦水流，敷以壁土，囊肿大如盏许。遂去土，以五倍涂少蜜炙为末，敷之遂愈。因感风寒，其嗽尤甚，继以左右胁痛。予诊，脉虚而数，见其畏风寒，呕恶倦动，粪溏，气促。

予曰：此金极似火也。夫心属火而藏神，肾属水而藏志，二经属少阴，而上下相通。今劳思则神不宁而梦，志不宁而遗，遗则水不升而心火独亢也。肝属木而藏血，其象震，震为雷，心火既亢，则同类相应，引动龙雷之火，载血而越出乎上窍矣。肝脉环绕阴器，亦因火扰而痛痒肿胀也。火胜金，故肺金虚而干咳。皮毛为之合，亦为火郁而发疹。大肠为之府，故亦传导失宜而粪溏。然金虚不能平木，故木火愈旺而凌脾，脾虚则呕恶而食减。经曰"壮火食气"。脾肺之气为壮火所食，故倦于动作而易感风寒也。经言两胁者，阴阳往来之道路也，为火阻碍，则气不利而痛矣。然火有虚有实，有似火而实非火。故经言"有者求之，无者求之；虚者责之，实者责之"。此治火之大法也。前病之火皆虚，非水湿之可折伏，惟甘温之剂可以祛除。譬之龙雷之火，日出则自潜伏矣。若用苦寒降火，正如雨聚雷烈而火愈炽盛矣。世医治火，不惟不求之有无虚实，专泥《明医杂著》咳嗽吐红皆属阴虚，误服参、芪不救之语，概用滋阴等剂。况此服滋阴药已百余贴，而病反剧，岂可仍以阴虚治之耶？且经言"形寒饮冷则伤肺"，又谓"脾胃喜温而恶寒"。今用甘温健其脾，则肺金不虚，而咳嗽气促自愈。肝木有制，而胁痛吐血自除，虚妄之火亦自息矣。遂用参、芪各四钱，神曲、山楂各七分，白术、贝母、麦门冬各一钱，甘草五分，炒干姜四分。煎服十余贴，脉数减，咳少除，精神稍健。但后又适新婚，不免耗损真阴，将何以制其虚妄之火耶！盖咳属肺金，数脉属火，咳而脉数，火克金也。冬月水旺而见数脉，亦违时也。大凡病见数脉，多难治疗，病久脉数，尤非所宜。此予所以深为之虑也。

（汪机《石山医案·梦遗》）

【按语】 汪机认为，此病之火皆虚，非水湿之可折伏，惟甘温之剂可以祛除。甘温除热治梦遗，可谓独辟蹊径。

六、运气方治验

【原文】 人旅寓北方，夏秋久雨，天行咳嗽，头痛，用益元散。滑石六两、甘草一两、姜葱汤调服，应手效。日发数十斤，此盖甲己土运，湿令痰壅肺气上窍，但泄膀胱下窍而已，不在咳嗽例也。

丹溪曰：小儿痘陈文仲用木香散、异攻散，温热之药，多因立方之时，乃值运气寒水司天，在泉时令又值严冬大寒，为阴寒气郁遏，疮不红绽，故用辛热之剂发之。今人不分时令寒热，一概施治，误人多矣。

一人年四十五，平生瘦弱血少，值庚子年岁金太过，至秋深燥金用事，久晴不雨，得燥症。皮肤拆裂，手足枯燥，搔之屑起，血出痛楚，十指甲厚，反而莫能搔痒。予制一方，名生血润肤饮。用归、芪、生熟地、天麦二门冬、五味、片芩、瓜蒌仁、桃仁泥、酒红花、升麻煎服十数贴，其病如脱，大便结燥，如麻仁、郁李仁。后治十数人皆验。

（汪机《运气易览·卷之一·论五天五运之气》）

【按语】 古人很多名方都是结合运气理论而立，如果运用时不分时令，一概施治，则难以取得效果，如今常忽视了这一点。汪机所著《运气易览》，从理论到临床运用，尤其是书中汪氏制定的系统五运六气基础方，可谓是独树一帜。汪机在运气理论的运用上，主张"随机达变，因时识宜"，认为古人论述运气，其意是使人有所谨避而不致为其所中；纵使或被所中，亦使人知致病之因，不至于乱投药剂。

七、运气五瘟丹防治春温

【原文】戊年楚地春温，人不相吊，予以五瘟丹投泉水，率童子分给，日起数百人。五瘟丹，乙庚年黄芩为君，丁壬山栀为君，丙辛黄柏为君，戊癸黄连为君，甲己甘草梢为君，为君者多一倍也。余四味与香附、紫苏为臣者，减半也。七味生用。末用大黄三倍，煎浓汤去渣，熬膏和丸，如鸡子大，朱砂、雄黄等分为衣，贴金箔，每用一丸，取泉水浸七碗，可服七人。

歌曰：五瘟方以运为君，肾柏心连肺用芩，脾草肝栀成五运，紫苏香附合为臣。大黄三倍煎膏和，鸡蛋丸分服七人。衣用雄黄朱砂末，外加金箔更通灵。（此歌据徐春甫《古今医统大全》本补）

（汪机《运气易览·卷之一·论五天五运之气》）

【按语】汪机用五瘟丹治春温颇具特色，收效显著。方由黄芩、山栀、黄柏、黄连、甘草、香附、紫苏七药组成，一派苦寒清热燥湿之品。但治疗时动态组方，以运为君。甲己年岁主土运，方中重用生甘草为君，主药味甘入脾经；乙庚年岁主金运，方中重用生黄芩为君，主药味苦入肺经；丙辛年岁主水运，方中重用黄柏为君，主药味苦入肾经；丁壬年岁主木运，方中重用山栀为君，主药味苦归肝经；戊癸年岁主火运，方中重用黄连为君，主药味苦归心经。

八、药非正气不能运行，针非正气不能驱使

【原文】岐伯曰：夫上古作汤液，故为而弗服也。中古之世，道德稍衰，邪气时至，服之万全。当今之世，必齐毒药[1]攻其中，镵石[2]针艾治其外也。帝曰：形弊血尽而功不立者何？曰：神不使也。曰：何谓神不使？曰：针石，道也。精神不进，志意不治，故病不可愈。

（汪机按）愚谓：服药至于形弊，针艾至于血尽，而医之功尚不立，盖以病人神气已衰，虽有毒药镵针，莫能为之运用而驱遣也。故曰：神不使也，以药非正气不能运行，针非正气不能驱使。故曰：针石之道，精神进，志意治，则病可愈。若精神越，志欲散，虽用针石，病亦不愈。

（汪机《读素问抄卷中之二·论治·汤液醪醴论》）

【注释】

[1] 毒药：泛指治病之药物。

[2] 镵石：古时治病用的石针，属古九针之一。

【按语】汪机以神气能运行针药之气，阐释了《内经》"神不使"的原理。

治病之道，除医者措施正确与否外，患者神机能否相应也是重要因素之一。神气即正气也，是以脏腑形体旺盛、经脉气血充盈为基础的功能活动，可表现为机体的抗病能力及恢复能力。《灵枢·天年》云："得神者生，失神者死"。神气的得失，无论对生命健康还是疾病的恢复都至关重要。针药作用于人体，须有神气相应始能发挥作用。神气既衰，不

能运行药物或经气，针药难以发挥作用，即使有再好的治疗措施都难以取效。张介宾亦本着这一思想进一步解释："治病之道，攻邪在于针药，行药在乎神气。故施治于外，则神应于中，使之升则升，使之降则降，是神之可使也。若以药剂治其内而藏气不应，针艾治其外而经气不应，使其神气已去，而无可使矣。虽竭力治之，终成虚废已尔，是即所谓不使也。"（《类经·论治类》）

1. 汪机"固本培元"学术思想对临床的指导意义是什么？
2. 运气五瘟丹的组方意义是什么？
3. 汪机阐释"神不使"其意义何在？

第二节　孙一奎

孙一奎（1522—1619），字文垣，号东宿，别号生生子，休宁县人。著作有《赤水玄珠》30卷、《医旨绪余》2卷、《孙文垣医案》5卷。孙氏学术理论上创"命门动气说"，对"三焦""相火"等前人学术进行了新的认识。其治鼓胀病及下焦虚寒之证所创立的"壮元（原）汤""壮元丸"等，是其"温补培元"观点的具体表现。本节学习内容节选《医旨绪余》和《赤水玄珠》里的有关原文，要求重点理解并掌握孙氏的上述学说观点。

一、命门图说

【原文】生生子曰：天人一致之理，不外乎阴阳五行。盖人以气化而成形者，即阴阳而言之。夫二五之精，妙合而凝，男女未判，而先生此二肾，如豆子果实，出土时两瓣分开，而中间所生之根蒂，内含一点真气，以为生生不息之机，命曰动气，又曰原气，禀于有生之初，从无而有。此原气者，即太极之本体也。名动气者，盖动则生，亦阳之动也，此太极之用所以行也。两肾，静物也，静则化，亦阴之静也。此太极之体所以立也。动静无间，阳变阴合，而生水火木金土也，其斯命门之谓欤。

《素问》曰：肾藏骨髓之气。又曰：北方黑色，入通于肾，开窍于二阴，藏精于肾。《难经》曰：男子以藏精，非此中可尽藏精也，盖脑者髓之海，肾窍贯脊通脑，故云。生生子曰："三十六难"言肾有两脏，其左为肾，右为命门。命门者，诸神精之所舍，男子以藏精，女子以系胞，故知肾有二也。"三十九难"言：五脏亦有六脏者，谓肾有两脏也。其左为肾，右为命门。命门者，精神之所舍也。男子以藏精，女子以系胞，其气与肾通。细考《灵》《素》，两肾未尝有分言者，然则分之者，自秦越人始也。追越人两呼命门为精神之舍，原气之系，男子藏精，女子系胞者，岂漫语哉？是极归重于肾为言。谓肾间原气，人之生命，故不可不重也。《黄庭经》曰：肾气经于上焦，营于中焦，卫于下焦。《中和集》曰：阖辟[1]呼吸，即玄牝[2]之门，天地之根。所谓阖辟者，非口鼻呼吸，乃真息也。越人亦曰：肾间动气者，人之生命，五脏六腑之本，十二经脉之根，呼吸之门，三焦之原。命门之义，盖本于此，犹儒之太极，道之玄牝也。观铜人图命门穴不在右肾，而在两肾俞之中可见也。《难经》虽有命门之说，并无左右水火之分，何后人妄臆指命门属相火耶！顾《灵》《素》三阴三阳、手足十二经配合，皆有定偶，以象十二时、十二月、十二律之意，今又以命门为属火，则当统之于何经？十二经既无所统，则两肾皆属少阴水可知。《黄庭经》曰：两部肾水对生门（左肾为壬，右肾为癸。生门者，脐也）。或曰：然则《脉诀》何谓命门配三焦，属相火也？余曰：此高阳生之误，戴同父辨之已详。三焦是手少阳经，配手厥阴经为表里，乃手经配手经，火配火为定偶也，岂有手配足，火配水之理哉？！滑伯仁《难经本义》注曰：命门其气与肾通，则亦不离乎肾，其习坎之谓欤（坎者，水也。《易》谓上下二坎相重，阴而又阴，故曰习坎）。手心主为火之阊位，命门即水之同气欤。命门不得为相火，三焦不与命门配，亦明矣。虞庶亦云：诸家言命门为相火，与三焦为表里，按《难经》只有手心主与三焦为表里，无命门三焦表里之说。据此，则知诸家所以纷纷不决者，盖有惑于《金匮真言篇》王注，引《正理论》谓三焦者，有名无形，上合手心主，下合右肾，遂有命门三焦表里之说。夫人身之脏腑，一阴一阳，自有定偶，岂有一经两配之理哉！夫所谓上合手心主者，正言其为表里；下合右肾者，则以三焦为原气之别使而言之尔。知此，则知命门与肾通，三焦无两配，而诸家之说不辩而自明矣。或曰：如子所云，则命门属水欤？予曰：右肾属水也，命门乃两肾中间之动气，非水非火，乃造化之枢纽，阴阳之根蒂，即先天之太极。五行由此而生，脏腑以继而成。若谓属水属火，属脏属腑，乃是有形质之物，则外当有经络动脉，而形于诊，《灵》《素》亦必着之于经也。或曰：然则越人不以原气言命门，而曰右肾为命门何也？予曰：此越人妙处，乃不言之言也，言右肾则原气在其中矣。盖人身之所贵者，莫非气血，以左血右气也。观《黄帝阴符经》曰：人肾属于水，先生左肾，象北方大渊之源；次生右肾，内有真精，主五行之正气。越人故曰原气之所系，信有核欤。或曰：《灵》《素》命门有据乎？予曰："阴阳离合篇"有太阳根起于至阴，结于命门（至阴，穴名，在足小指外侧）。启玄子注曰：命门者，藏精光照之所，则两目也。《灵枢》亦曰：命门者，目也。盖太阳乃肾之表，目者宗脉精华之所聚，故特以精华之所聚处，而名之为命门也。（上释命门）

（孙一奎《医旨绪余·卷上·命门图说》）

【注释】

［1］阖辟：阖，闭合；辟：开，打开。

［2］玄牝（xuán pìn）：①道家指滋生万物的本源，比喻道。②河上公："玄，天也，于人为鼻；牝，地也，于人为口"，后以玄牝为人之鼻和口。

【按语】孙一奎在《医旨绪余》的开篇，即引用朱熹之语"太极只是天地万物之理。在天地，统体一太极；在万物，万物各具一太极"（见《医旨绪余·卷上·太极图抄引》），表明万物之常理，据此阐述其"命门动气"之说。孙氏以豆发芽来比喻命门动气与两肾的关系，"此二肾，如豆子果实，出土时两瓣分开，而中间所生之根蒂，内含一点真气，以为生生不息之机，命曰动气，又曰原气，禀于有生之初，从无而有。此原气者，即太极之本体也。"以图示理，指出两肾如同豆瓣，所出之气为"真气"，是"生生不息之机"，也即"动气"和"原气"，也就是所谓的人身"太极之本体"。从而确立了孙氏"命门动气"

说的基本内涵。孙氏又以《内经》关于"命门"的原旨为依据，指出了两肾之中，左为肾、右为命门的错误之处。其认为"右肾属水也，命门乃两肾中间之动气，非水非火，乃造化之枢纽，阴阳之根蒂，即先天之太极。五行由此而生，脏腑以继而成"，纠正了《难经》关于命门论述的不足，使命门从两肾之中分离出来。又据十二经配脏腑的原理，得出"命门不得为相火，三焦不与命门配"的结论，从而又否定了《脉诀》一书认为"命门配三焦，属相火"的观点。孙氏的"命门动气"说是继《难经》命门之说之后又一新的发展，后世如张介宾、赵献可等均受其"命门学说"的影响。

二、右肾水火辩

【原文】或曰：人皆谓右肾属相火，相火即少火。观坎之象，则知肾具水火之道，一阳居二阴间为坎，水火并而为肾，故惟坎加习也，子以右肾为属水，然则其说非与。余曰：以惟坎加习，斯其说所以非也。夫坎，水也。上下皆坎，《易》故曰习坎。观先天图，乾南坤北。后天图，离南坎北。五行火高水下，故仙家取坎填离，以水升火降，既济为道，谓采坎中之一阳，填离中之一阴，此还乾坤本源之意也。坎离，是兑待之义，如彼谓一阳居二阴之间，无乃指一阳为火耶？然则离以一阴居二阳之间，又作何说也？夫物物具五行，五行一阴阳，阴阳一太极，五脏均有此金木水火土，何乃指坎中之阳为火，指右肾为少火也？坎中之阳，即两肾中间动气，五脏六腑之本，十二经脉之根，谓之阳则可，谓之火则不可，故谓坎中之阳，亦非火也。二阴，即二肾也，肾既皆阴，则作一水一火并看者，亦非矣。不然，坎中之阳，尚不可以火目之，而右肾又何可以属水哉？！或曰：子是之言固矣，彼北极玄帝象下有龟蛇者何说也？且昔沙随程可久曰：北方常配二物，故惟坎加习，于物为龟为蛇。余曰：此何可以证水火并而为肾之谬也，盖龟蛇，乃道家寓意处，谓蛇属心火，龟属肾水，能降此二物，不使妄动，庶坎离得以交媾，而身中之丹可成。若肾则封藏之本，精之处也，安可牵扯龟蛇而与之同类并观哉！断乎其不可矣。

（孙一奎《医旨绪余·卷上·右肾水火辩》）

【按语】《难经》有云：两肾之中，左为肾水，右为命门。后世据此发展得出，右肾为相火或少火的结论，以符合两肾一阴一阳的观念。但孙一奎先生则不以为然。首先，以坎之象便知"肾具水火之道"，即一阳居于两阴之间，而坎为水，上下两坎皆水，中间一阳乃指"两肾之间动气，五脏六腑之本，十二经脉之根"，因此，可以说是阴中之阳，但不能说是阴中之火。其次，两阴代表两肾，皆属水，而非《难经》所云右肾属命门。命门应为两肾之间的动气，为阴之外使。孙氏依据上述观点得出右肾实际也属水的著名论断，从而纠正了《难经》以降所认为的"右肾命门"、为相火（淫火）之说，进而确立命门动气为阳而非贼火、能补而不能戕伐的观念，指出了丹溪"阳有余"之"相火妄动"学说的不足，为温补命门元气之说奠定了理论基础。

三、丹溪"相火篇"议

【原文】生生子曰：火为五行之二，化生之机，在天在人，不可一日而无，诸书虽往往于杂症中言之，然未有能分君相之名，及明令气之序，是以多认阴火为相火，又有以五志之火为相火，即明达精诣如丹溪，而《格致余论·相火篇》亦以龙雷之火为相火，又分君火为人火，相火为天火，愚甚惑焉。尝按《内经·阴阳应象大论篇》有壮火气衰，少火气壮之言，《天元纪大论篇》有君火以名，相火以位之言，并无天火、人火、龙雷火之说，至丹溪而始言之，何哉？愚度丹溪之意，既谓肝肾之阴悉具相火，是以指肝肾之阴火为相火。又曰：见于天者，出于龙雷，则木之气；出于海，则水之气。或以龙雷皆动物，凡动皆属火，故以相火为天火耶。假若以动皆属火，而遂以相火为天火，然则君火亦有动之时也，独不可属之天哉？愚谓火为造化生息之机，不能不动，第不可以妄动。火有天人之分，不可以君相分属天人。何言之？盖天有六气，君火主二之气，相火主三之气，是君相皆可以天火称也。人有十二经，十二经中心为君火，包络、三焦为相火，是君相皆可以人火称也。故以天之六气言，则二之气，三之气，岁岁若是，为亘古不易之常运。以人身言，则心为君火，包络三焦为相火，亦亘古不易之定论。君火、相火，皆有定体，以裨助生生不息之功，不可一日而无，故曰：天非此火，不能生物，人非此火，不能有生。若彼肝肾虽皆有火，乃五志之淫火，而非五行之正火，致人疾而为元气之贼，不可一日而有也。今丹溪不以六气之火为天火，而以肝肾阴火为龙雷之火，为天火；不以七情所感之火为人火，而以君火为人火。夫肝藏血，肾藏精，彼谓悉具相火，愚不知其何所见也。且经以君火主春末夏初，二之气，以热称之，丹溪乃谓经以暑与湿言之。夫暑，属三之气，湿，属四之气，各有主之者，与君火何预？经以相火主三之气，以暑称之，丹溪乃言经以火称之，谓其暴悍酷烈于君火指为元气之贼，大与经旨相抵牾。所以然者，良由认相火未真，故其立言支离多病，前后自相矛盾。至于君火以名，相火以位之言，亦不能畅条其义。夫君火以名者，盖以君虽属火，然至尊无为，惟正火之名，故曰君火以名。相火以位者，盖相宣行火令，而守位禀命，故曰相火以位，犹之宰相奉行君令，为职位所宜然也。彼于相之名义未明，是以相火之论未当也。愚始阅此篇，疑非丹溪之笔，已而详玩笔势，与其他撰着相类，或出于一时之意见，未遑稽考，不然，登梓时亦未暇校正窜易耶，释今不为辩校，则后之学人，不知从丹溪之长，徒执迷其阴火为相火之说，卒之认相火为贼火，不知以五志之火为贼火，其误人也甚矣！溯丹溪初心，本欲开后之聋瞽，不知此论，使聋瞽者益聋瞽也，愚故愿为丹溪之忠臣，不惮辩驳者，正欲成丹溪惠后之心，又何暇计僭逾之罪哉，同志者幸亮之。

（孙一奎《医旨绪余·卷上·丹溪"相火篇"议》）

【按语】这段医论为孙一奎就丹溪"相火篇"内容进行评述，为君火相火正名，纠正了自丹溪以降以为相火为贼火，而不知实为五志化火的道理。

四、温补下元治胀满

【原文】生生子曰：胀满之疾，谷食不消，小便不利，腹皮胀急而光，内空空然如鼓是矣。俗知谓之臌胀，不察其致之者有由也。《内经》曰：胀取三阳，三阳者足太阳寒水膀胱经也。《灵枢经》曰：下焦溢而为水。《灵兰秘典》曰：膀胱者，州都之官，津液藏焉，气化则能出矣。历考三书，可见小便之不利，由下焦原气虚寒，以致湿气壅遏于肤里膜外之间，不得发越，势必肿满。是肿满之疾，起于下元虚寒也。若非温补下元，则小便何能独利？且夫人之胃如釜甑[1]然，釜底火旺，则热气熏蒸，甑饮歇熟。若徒有水而无火，则无气上升，物何由熟？即此可以例观矣。故治胀满者，先宜温补下元，使火气盛而湿气蒸发，胃中温暖，谷食易化，则满可宽矣。夫清气既升，则浊气自降，浊气降则为小便也，小便利，胀有不消乎？语谓地气上为云，天气下为雨。惟此气流行，斯为云为雨也。今之医者，一遇此疾，则曰《内经》有言，诸湿肿满，皆属脾土，土虚则湿停，湿停则渗透肌肤，遍身肿满，不可不通利也。辍[2]用利小便及补中之剂，如五苓散、胃苓汤，加木通、车前子、大腹皮、滑石之类。法未为爽[3]谬，不然顾服之愈多，而小便愈少，肿胀愈急，何故哉？不温补下元，而徒以通利之药施之也。果如此，岂惟不效，则下元益虚，真气益弱，死期且至，安望其有瘳乎！余尝究心《灵》《素》参会易理，憬然有得于中，且施之病者，随试辄效，故笔之于册，以公我之同志。（补壮元汤于后）

壮原（元）汤　治下焦虚寒，中满肿胀，小水不利，上气喘急，阴囊两腿皆肿，或面有浮气。

人参、白术各二钱，茯苓、破故纸各一钱，桂心、大附子、干姜、砂仁各五分，陈皮七分。

水煎，食远服。有痰加半夏一钱。喉中痰声，加桑白皮一钱，咳嗽亦加。脚跌面肿，加薏苡仁二钱。中气不转运不知饿，加厚朴、木香。气郁不舒，加沉香、乌药。临服磨入。气虚甚者，人参加作五钱，大附子加作一钱半。汗多者，再加桂枝五分，白芍药酒炒过八分。若夏月喘乏无力，或汗多者，加麦门冬一钱。两胁气硬，加白芥子、紫苏子五分。若身重不能转动，加苍术一钱，泽泻七分。湿盛加桑白皮、赤小豆。

（孙一奎《赤水玄珠·第五卷·臌胀说》）

【注释】

[1] 甑（zèng）：古代的蒸食炊器。

[2] 辍（chuò）：通"掇（duō）"，取。

[3] 爽（shuǎng）：差失，不合。

【按语】 臌胀之证乃体内津液运行障碍所致。究其病机，多与肺脾肾三焦膀胱小肠等脏腑功能失常有关。其多以膀胱小便不利，谷食不消，腹皮胀急而光，内空空然如鼓等证候表现为主。医生多以《内经》"诸湿肿满，皆属于脾"为依据，以健脾利湿利小便之法处之。孙一奎以为，臌胀之证虽与脾胃失其健运有关，然而要知，当服用补中利小便之剂而仍然存在小便不利、肿胀依旧的情况时，应考虑是下焦元气虚寒，以致湿气壅遏于肤里膜外之间，不得发越所致。因此，孙氏主张"治胀满者，先宜温补下元"，才能"使火气盛而湿气蒸发，胃中温暖，谷食易化，则满可宽"。并创立了"壮原（元）汤"，用以治疗下焦元气虚寒之臌胀证。孙氏这一见解，是其理论与实际相结合的成功案例，不仅为治疗臌胀证提供了新的思路，也为后人留下了宝贵的学术经验。

五、"壮元丸"温补肾元

【原文】 壮元丸　治下元阳气大虚，及脾有寒湿，足膝痿弱，大便不实，湿动生痰，面色黄白，恶风，懒语，一切倦弱及阴痿不起，饮食不思，虚弱等症。此方得遂州仙茅或汉中仙茅为君，妙不可言，屡验。……

山茱萸肉、杜仲（盐水炒）各四两，破故纸（盐水炒）、龟板（酒炙）各三两，鹿茸（酒炙）、菟丝子（酒浸透，研炒）、远志（去芦，甘草煮）、头二蚕沙（炒）、人参各二两，茯苓一两半，大附子（童便煮，面煨）七钱。

俱制净药，以干山药粉四两，打糊为丸，梧桐子大。空心淡盐水或酒送下五六十丸，下午再服。

上方服后须痛断房室，以培其根。勿恃此药壮阳，而助其春兴，自取其愆也。叮之，戒之。

（孙一奎《赤水玄珠·第十一卷·痿证门》）

【按语】孙一奎为脾肾阳虚所致之痿证立"壮元丸"一方，重在温补下焦肾阳，兼及脾阳。主治下焦虚损，脾阳不振而兼有痰湿。虽与治疗臌胀证的"壮元汤"组成有所差别，但治下焦元气虚损却是一致的。"壮元汤"温补下焦元气，以增强膀胱气化功能，从而达到利小便而消肿满的目的。"壮元丸"温补下焦元气和中焦脾阳，以培命门之火、健脾利痰湿，达到鼓舞正气的目的。两方一源二用，相因相生，体现了孙氏温补培元的学术思想。孙氏的温补培元思想固然是受汪机、薛己和李东垣思想的影响，但所创立的"壮元丸""壮元汤"所体现的温阳在肾、益气在脾、先后天并重的学术思想，既发展了汪机的学说，又丰富了薛己、李东垣的治法，孙氏也因此成为新安医学温补培元派的又一代表性的医家。

思考题

1. 谈谈孙氏的"命门动气说"与《难经》"命门说"的不同。
2. 试比较孙氏"壮原（元）汤"与仲景"肾气丸"在主治、功效等方面的异同。
3. 谈谈你对"相火"的认识。

第三节　程国彭

👉 导学

程国彭（1680—1733），字钟龄，著有《医学心悟》5卷、《外科十法》1卷。《医学心悟》系程氏积30年业医之心得，主要贡献在于论"贼火""子火"独具特色，并完善了"医门八法"理论。《外科十法》1卷参悟外科旨要，约为"十法"，言简而赅，方约而效。本节学习内容节选《医学心悟》相关原文，要求掌握程氏的学术思想特色。

一、"贼火""子火"论

【原文】从来火字，《内经》有壮火、少火之名，后人则曰：天火、人火、君火、相火、龙火、雷火，种种不一，而朱丹溪复以虚实二字括之，可谓善言火矣。乃人人宗其说，而于治火，卒无定见，何也？是殆辨之犹未确欤！予因易数字以解之，夫实火者，六淫之邪，饮食之伤，自外而入，势犹贼也。虚火者，七情色欲，劳役耗神，自内而发，势犹子也。贼至则驱之，如消散、清凉、攻伐等药，皆可按法取用，盖刀枪剑戟，原为驱贼设也。子逆则安之，如补气、滋水、理脾等药，皆可按法施治，盖饮食、器用，原为养子设也。夫子者，奉身之本也。若以驱贼者驱其子，则无以为养身生命之本矣。人固不可认贼作子，更不可认子作贼。病机一十九条，言火者十之八，言寒者十之二。若不明辨精切，恐后学卒至模糊，余故反复详外火：风、寒、暑、湿、燥、火，及伤热饮食，贼火也。贼可驱而不可留。内火：七情色欲，劳役耗神，子火也。子可养而不可害。

驱贼火有四法。

一曰发：风寒拥闭，火邪内郁，宜升发之，如升阳散火汤之类是也。

二曰清：内热极盛，宜用寒凉，如黄连解毒汤之类是也。

三曰攻：火气郁结，大便不通，法当攻下，此釜底抽薪之法，如承气汤之类是也。

四曰制：热气拂郁，清之不去，攻之不可，此本来真水有亏，不能制火，所谓寒之不寒是无水也，当滋其肾，如地黄汤之类可用也。

养子火有四法。

一曰达：肝经气结，五郁相因，当顺其性而升之。所谓木郁则达之，如逍遥散之类是也。此以一方治木郁而诸郁皆解也。

二曰滋：虚火上炎，必滋其水。所谓壮水之主，以镇阳光，如六味汤之类是也。

三曰温：劳役神疲，元气受伤，阴火乘其土位。经曰：劳者温之。又曰：甘温能除大热，如补中益气之类是也。

四曰引：肾气虚寒，逼其无根失守之火，浮游于上，当以辛热杂于壮水药中，导之下行，所谓导龙入海，引火归元。如八味汤之类是也。

以上治火法中，贼则宜攻，子则宜养，固已。然邪盛正虚之时，而用攻补兼行之法，或滋水制火之法，往往取效。是知养子之法，可借为驱贼之方，断无以驱贼之法，而为养子之理。盖养正则邪自除，理之所有，伐正而能保身，理之所无也。世人妄用温补以养贼者固多，而恣行攻伐以驱子者，更复不少。此皆不得火字真诠，而贻祸斯民也。可不慎欤！

（程国彭《医学心悟·卷一·火字解》）

【按语】程氏执简驭繁地将火热总结为"以内出者为子火，外至者为贼火"（《医学心悟·凡例》）两大类，既包括了朱丹溪虚实之火的内涵，又充实和发展了虚实之火的证治内容。并以此为纲，确立了"贼火"和"子火"的治疗大法，即"贼至而驱之，贼可驱而不可留""子逆则安之，子可养而不可害"。创造性地归纳了驱贼火之发、清、攻、制四法以及养子火之达、滋、温、引四法；每法之后又列此类代表方药。

二、医门八法

【原文】

医门八法

论病之原，以内伤外感四字括之。论病之情，则以寒、热、虚、实、表、里、阴、阳八字统之。而论治病之方，则又以汗、和、下、消、吐、清、温、补八法尽之。盖一法之中，八法备焉，八法之中，百法备焉。病变虽多，而法归于一。此予数十年来，心领神会，历试而不谬者，尽见于八篇中矣。学人诚熟读而精思之，于以救济苍生，亦未必无小补。

——《医学心悟·卷一·医门八法》

1.论汗法

汗者，散也。《经》云："邪在皮毛者，汗而发之"是也。又云："体若燔炭，汗出而散"是也。然有当汗不汗误人者，有不当汗而汗误人者。有当汗不可汗，而妄汗之误人者。有当汗不可汗，而又不可以不汗，汗之不得其道以误人者。有当汗而汗之不中其经，不辨其药，知发而不知敛以误人者，是不可以不审也。……

2.论和法

伤寒在表者，可汗；在里者，可下；其在半表半里者，惟有和之一法焉。仲景用小柴胡汤加减是已。然有当和不和误人者，有不当和而和以误人者。有当和而和，而不知寒热之多寡，禀质之虚实，脏腑之燥湿，邪气之兼并以误人者，是不可不辨也。……

3.论下法

下者，攻也，攻其邪也。病在表，则汗之；在半表半里，则和之；病在里，则下之而已。然有当下不下误人者；有不当下而下误人者；有当下不可下，而妄下之误人者；有当下不可下，而又不可以不下，下之不得其法以误人者；有当下而下之不知浅深，不分便溺与蓄血，不论汤丸以误人者；又杂症中，不别寒热、积滞、痰、水、虫、血、痛、脓以误人者，是不可不察也。……

4.论消法

消者，去其壅也。脏腑、筋络、肌肉之间，本无此物而忽有之，必为消散，乃得其平。《经》云："坚者削之"是已。然有当消不消误人者，有不当消而消误人者，有当消而消之不得其法以误人者，有消之而不明部分以误人者，有消之而不辨夫积聚之原，有气、血、积食、停痰、蓄水、痈脓、虫蛊、劳瘵，与夫痃癖、癥瘕、七疝、胞痹、肠覃、石瘕，以及前后二阴诸疾以误人者，是不可不审也。……

5.论吐法

吐者，治上焦也。胸次之间，咽喉之地，或有痰、食、痈脓，法当吐之。《经》曰："其高者因而越之"是已。然有当吐不吐误人者，有不当吐而吐以误人者，有当吐不可吐而妄吐之以误人者，亦有当吐不可吐而又不可以不吐，吐之不得其法以误人者，是不可不辨也。即如缠喉、锁喉诸症，皆风痰郁火壅塞其间，不急吐之，则胀闭难忍矣。又或食停胸膈消化弗及，无由转输，胀满疼痛者，必须吐之，否则胸高满闷，变症莫测矣。又有停痰蓄饮阻塞清道，日久生变，或妨碍饮食，或头眩心悸，或吞酸嗳腐，手足麻痹，种种不齐，宜用吐法导祛其痰，诸症如失。又有胃脘痛，呕吐脓血者，《经》云：呕家有脓，不须治呕，脓尽自愈。凡此皆当吐而吐者也。……

6.论清法

清者，清其热也。脏腑有热，则清之。《经》云："热者寒之"是已。然有当清不清误人者，有不当清而清误人者，有当清而清之不分内伤外感以误人者，有当清而清之不量其人、不量其证以误人者，是不可不察也。……

7.论温法

温者，温其中也。脏受寒侵，必须温剂。《经》云："寒者热之"是已。然有当温不温误人者，有不当温而温以误人者，有当温而温之不得其法以误人者，有当温而温之不量其人、不量其证与其时以误人者，是不可不审也。……

8.论补法

补者，补其虚也。《经》曰：不能治其虚，安问其余？又曰：邪之所凑，其气必虚。又曰：精气夺则虚。又曰：虚者补也。补之为义，大矣哉！然有当补不补误人者，有不当补而补误人者，亦有当补而不分气血、不辨寒热、不识开合、不知缓急、不分五脏、不明根本、不深求调摄之方以误人者。是不可不讲也。

——（程国彭《医学心悟·卷一·医门八法》）

【按语】 纵观中医历史上的各个时期，有关治疗大法的确立与认识，始终是围绕着对于疾病的认识而发展起来的。张仲景针对伤寒病，在"扶阳气"和"存阴液"的基本精神指导下所确立的治法，就其实质来说，已经包括了汗、吐、下、和、温、清、消、补八种治法。但就其内容来说，还不能说是全面而又系统地体现治法的全貌。后世的方书中，往往只是就所涉及的病证和方剂而言，也只有五法和六法之说，终不能全及治法。也正因于此，程氏倾数十年"心领神会，历试而不谬"之经验，与历代之治法治于一炉，首倡"医门八法"，使中医治法更加趋于完备与系统。

1.谈谈你对程氏"火字解"的理解。

2.对于程氏"医门八法"中所谓的"一法之中，八法备焉，八法之中，百法备焉"，你是怎么理解的？

第四节　吴　澄

吴澄，字鉴泉，号师朗。歙县岭南卉水人。约生活于清康熙、乾隆年间。撰写《不居集》50卷。该书分为上下两集，上集30卷主要讨论上至秦越人、下至水丘道人等九位医家治疗"内损"的学术观点，重点提出其治疗"外损"的学术观点以及创立"理脾阴"的学术观点；下集20卷主要讨论"外损"的证治特点。全书补充和完善了虚损证治的内容。本节选取《不居集》相关原文，要求掌握吴氏相关学术思想特色。

一、虚损之"外损说"

【原文】 吴澄曰：内伤之类外感者，东垣既已发明于前矣。而外感之类内伤者，何自古迄今，竟无有详辨者焉？此亦虚损门中一大缺略事也。细究经义有曰：风为百病之长。又曰：百病之始生也，生于风寒暑湿。则是虚损一症，不独内伤，而外感亦有之矣。惟罗谦甫主以秦艽鳖甲散，吴参黄主以柴前梅连散，二公可谓发前人之未发者也。推而广之，不独风能成劳，六淫之气，亦皆能成劳。因举各门辨证，详着下集，兹略叙大概，以为外损之端绪云。

——吴澄《不居集·上集·卷之十》

外损

外损总旨

吴澄曰：元气不足者，谓之虚。不能任劳者，谓之怯。由是而五藏内伤，谓之损。传尸虫疰谓之瘵[1]。虚与怯非一因，损与瘵亦各别。故病有真有假，而用药有补有散。世之专用滋阴降火者，非故欲杀人也，其所见者偏也。所见偏则其所谓虚，虚其所虚，非吾所谓虚也。其所谓损，损其所损，非吾所谓损也。凡吾之所谓虚损者，合内外真假而言之也，不居之论也。世之所谓虚损者，去其外症而言之也，胶柱鼓瑟也。近日医不师古，相习成风，流毒斯世。其治虚损之法，不主于滋则主于补，不主于补则主于滋，出于彼必入于此。前医者倡之，后医者和之，病者喜之，旁人附之，噫，其欲持内外真假之说，其孰从而听之。老医者曰：丹溪诸公，云云若此也。新医者亦曰：丹溪诸公，云云若此也。病者习闻其说，乐其诞而不察也。亦曰：各名家诸公，俱云云若此。不惟举之于口，而又证之于书。虽有内外真假之说，其孰从而求之，且甚矣，人之不智也。不求其端，不讯其末，惟滋补之是务。古之死于虚损者寡，今之死于虚损者多。古之治虚损也得宜，今之治虚损也非法。病无一定，而概以补之，治非一法，而概以滋之，奈之何其病不危且殆也。且治之之法，其端亦甚多矣。阴虚者补阴，阳虚者补阳，有外邪焉而为之疏，有风邪焉而为之解，有寒邪焉而为之温，有暑邪焉而为之清，有湿邪焉而为之利，有火邪焉而为之凉，浊痰积瘀为之消，劳伤积损为之理，脾胃薄弱也而补之，龙雷上泛也而兼导之，将欲传经也而为之备，将欲变症也思而已矣。盖滋降之剂，久必伤脾。人之所赖以生者脾胃也。脾胃虚衰，不能以升发药饵也，不能以饮食生气血也，不能温皮肤充腠理以御外邪也。何也？心者君主之官也，肺者相傅之臣也，脾者输纳之职也。饮食入胃，流溢精气，上归于脾，脾气散精，上归于肺，通调水道，下输膀胱。生气生血，贯五藏，充百骸，调六腑，皆脾胃为之也。今用滋降者曰：咳嗽可除也，喉痒可止也，蒸热可退也，痰可逐也，瘀可消也，火可降也，虚可补也。求其脾胃之气相生相养之道，则有清净寂灭者矣。呜呼！其幸而遇阳有余阴不足者，则滋阴也降火也，皆药症相合也。其不幸而遇脾薄胃弱者，则滋阴也降火也，适足以益其病也，非予之专以滋阴为雠[2]也。内伤者补之，外感者散之，其治虽不同，其理则一也。夏葛而冬裘，渴饮而饥食，其事虽殊，其智则一也。今之医者，一见咳嗽失血，吐痰潮热等症，即日曷不用滋阴降火之法。是亦责身之寒者，曰曷不为葛之之易也。责饥之食者，曷不为饮之之易也。《灵枢》经曰：百病之始生也，皆生于风。又曰：病之始期也，生于风寒暑湿。实发其端，故治之之法，欲补其虚，必先去其外邪；欲治其真，必先求其假；欲治其内，必先察其外。凡用疏用散者，将欲为补计也。今则不然，不辨其外，不辨其内，不辨其风，不辨其寒，不辨其暑，不辨其湿，不辨其燥，不辨其火，不辨其痰，不辨其积。此吾所以着不居集之意也。遇内伤则内伤治之，遇外感则外感治之，遇滋则降之，温则温之，补则补之，消则消之，散则散之。斯法也何法也？此吾所治虚怯痨瘵也。不敢以滋降之法，而加于外损之上也。

——吴澄《不居集·下集·卷之首》

【注释】

[1] 瘵(zhài)：痨病，即今之结核病。

[2] 雠(chóu)：应答，相符合。

总论

外损一症，即六淫中之类虚损者也。凡病在人，有不因内伤，而受病于外者，则无非外感之症。若缠绵日久，渐及内伤，变成外损，其故何也？盖内伤外感多相似，有内伤之类外感，即有外感之类内伤。外感为邪有余，内伤为正气不足。然其中之虚虚实实不可不察。有外感之后而终变虚劳，亦有虚劳而复兼外感。此二者最易混淆，辨别不明，杀人多矣。此其大义，所当先辨。

——吴澄《不居集·上集·卷之十》

辨因

六淫为病，实因于天，外损为言，实因于人。因于天者，如春气温和，夏气暑热，秋气清凉，冬气冷冽，此四时之正气也。冬时严寒，君子固密，则不伤于寒；触冒之者，乃名伤寒。其伤于四时之正气，皆能为病，此名伤寒，不谓之外损也。若体虚之人感之，而妄用汗吐下之法，重者当时受伤，变症甚速。轻者元气暗损，或迁延数月，亦必终归外损耳。（此四时之正气从表而入）

春因温而反寒，夏因热而反凉，秋因凉而反热，冬因寒而反温，此非其时而有其气，触冒之者亦能为病，而非外损之症也。若真元不足之人，而或用清下攻消之剂，非曰药不当病，即使药对病瘥，而其人身中之元气先已受伤，或有些微感冒，元气中馁，不能送邪外出，亦必渐成外损之症矣。（从表而入）

时行疫疠，秽气相杂，沿门阖境，老幼相似，最易传染。其吉凶只在旬日之间，不似外损之经年累月也。然亦有降、有补、有和之法。若治疗无法，拖延数月，必致真气打伤，终成外损之症。（此四时之疫气从口鼻而入）

寒则伤营，由表入里；风则伤卫，由皮毛如肺。外损之症，惟此为甚。盖其初感之时，不似伤寒之猛烈，人多忽而不在意，及发为寒热，则又疑为内伤虚伤。昧者辨之不明，而误用滋补之剂，所以惟此最多。详见下集风劳门中。（此四时之风气从皮毛而入）

均是人也，均是症也。有即病而无伤。有因循而变外损者，必其人平日不慎，口服不谨，房劳营卫失守，邪得乘虚而入，伏陷不能外出，入里渐深，变症渐重。此外损之因于病者，不善调摄所致也。（因于病人）

外损之名，曾不见于各家之书。盖先贤深究《素》《灵》《难经》之精奥，洞悉内伤外感之情由，辨别明白，药不妄施，所以无外损之症也。今则不然，庸贱猥鄙之流，字多不识之辈，辄敢废人试方，大言不惭，盗名欺世，于是以内伤为外感者有之，以外感为内伤者有之。虚虚实实，致人于死，此外损因于医者之不明所致也。（因于医人）

——吴澄《不居集·上集·卷之十》

辨证

阳虚生外寒，阴虚生内热。阴阳两虚，既寒且热。此虚劳之寒热也。惟外感之症，邪在少阳者，最易惑人，有时热多寒少，有时日重夜轻，有时日轻夜重，宛与阴虚发热相类。但察其有无表证相兼，或移早移晏[1]不同，不似阴亏者印定时刻也。

营卫本虚，最易感冒。恶寒发热，头痛，痰嗽，失血诸症，与内伤相似。苟辨之不明，以为内伤则病，又因六淫之气而起；若以为外感，则见症又类乎虚劳。而或以滋补，或屡散不休，耗损真元，邪终不解。气血日亏，变成外损。

中气不足，营卫必不充，肌肤腠理必不密，则邪得乘虚而入。所以同一外感之邪，而有变外损，有不变外损者，以禀质之强弱，各有不同也。惟是体虚之人，亦似实者，一例用药，不惟邪不肯外出，倒反随元气缩入，发热无休，瘦骨如柴矣。

心力俱劳之人，必气血俱伤，或偶感微邪，潜伏经络，当其未觉之先，身虽不快，绝不见有外感之表症，及其既觉之后，由其中气受伤，又纯类内伤之形景。前人已揭之症，明载在籍者，时医尚且茫然不辨，何况此等疑似难明之症乎？所以有因其气困，而拟之以怯症；有因其神疲，而拟之以劳倦；因有郁热，而拟之以阴虚；因其倦怠，而拟之以气郁，外邪二字，反置之不讲。而或调或补，或滋或降，以致濒于死而不知也。

思虑伤神，劳倦伤阴之人，表既不固，里又不充，于是六气之来，外不能御，内不能拒，表里俱受其伤。因其阳气本衰，外邪不能蒸发而为热，则外邪盘踞于营卫。因其有饮食内滞，又与外邪蒸结而为热，则阳气郁闭于中宫。外感不似外感，内伤不似内伤，举世模糊，人多不晓。殊不知此本外邪，非滋补所能治也。

邪在表则有表症可凭，在里则有里症可察，俱易明辨。惟有一种先因劳倦所伤，外邪乘虚直伤中气，但觉困惫，饮食无碍，只不知味，面带阴惨，肌肤萧索有类乎阴亏；又有类乎气血两虚，忽内动蒸热；又有类乎痨瘵，见其寒热往来；又有类乎虚疟，见其骨胫酸痿；又有类乎劳倦，观其神思不安；又有类乎心血不足，怔忡惊悸等症。医者不明，或投以补中益气，或投以六味地黄汤，或投以天王补心，或投以金匮肾气，或投以当归六黄，或投以滋阴百补。欲敛汗而汗益多，欲安神而神益躁，欲滋阴则郁热愈甚，欲补气则?胀愈加。如此辗转颠倒，错乱不可殚述，实则邪遏使然，非真虚不足之症。

——吴澄《不居集·上集·卷之十》

【注释】

[1] 晏（yàn）：晚，迟。

论虚损传变

劳者劳于形气，伤者伤于形容。饥饱过度则伤脾，思虑过度则伤心，色欲过度则伤肾，起居过度则伤肝，喜怒忧愁过度则伤肺。又风寒暑湿则伤于外，饥饱劳役则伤于内。昼感之则病营，夜感之则病卫。营卫经行，内外交运，而各从其昼夜。始劳于一，一起二，二传于三，三通乎四，四干其五，五复犯一。一至于五，邪气乃深，其气自失，使人肌肉消，神气弱，饮食减，行步难。及其如此，虽有命不能生也。

澄按：古时虚损，或三年，或五载，或数十年。何今人之虚损，轻则一年，重则不过数十日而殁。其故何耶？盖古时之症，真虚损也。今人之病，假虚损也。真则难医，而药饵犹可调摄。假则易治，而药多误施。譬诸梨枣水果之类，欲溃则自内达外，一层一层渐渐烂出，方及于皮，有似内损之症。所以为日无多，不似内损，尚可迁延岁月也。而前贤立论，又皆以五劳、六极、七伤、真阴、真阳之说著书行世，而并无外损之名。时医不明，而又专以滋阴降火治之，是何异于梨果而郁闭于器中耶？病者甚多，愈者甚少，死者甚众，今日之大弊也，不得不辨。

——吴澄《不居集·下集·卷之首》

治法

劳倦内伤，东垣反复详辨，恐人之误散也。今则外损居多，谆谆告诫，恐人之误补，其故何哉？盖先世之民，淳朴谨愿，非若今人多色欲伤身也；淡薄自甘，非若今人多五味戕生也。上古之雨不破坏，风不鸣条，非若今时之迅烈暴疾也。所以外感则明现外感之症，而不兼内伤。内伤则明现内伤之症，而不挟外感。更有名医辨察详明，药不妄投，不致成外感之症。今人酒为浆，以妄为常，醉以入房，欲竭其精，耗散其真。其未病之前，已先有一内伤虚损底子，及其既病，名曰外感，其实内伤。既曰内伤，又实外感。偏于散者，则外邪不出，而元气反先受伤。偏于补者，则正气不能遂复，而邪反陷入。攻之不可，补之不可，则难措手矣。

外感日久，而余邪仍有未尽者，凡用补药必兼驱邪，邪去则补亦得力。况余邪未清，不开一面之网，则贼无可出之路，必反戈相向，伤人多矣。

外感失血受伤已深。外症虽减，而吐血之根已伏于此，若不及时祛逐余邪，调补真阴，培其血络，有竟成吐血之症，终身不愈者。

疫气时行，有见寒热，而用大汗、大吐、大消食之剂，则气血益虚，而危殆甚矣。且有真正时疫，而误认虚劳，竟用温补，杀人甚速。辨法全在舌胎为主，舌无胎而红润者，为虚劳；舌有胎而黄白者，为时疫。

——吴澄《不居集·上集·卷之十》

解托、补托法总论（自用得效十三方）

吴澄曰：解托、补托二法，此治虚劳而兼外感，或外感而兼虚劳，为有外邪而设，非补虚治损之正方也。盖柴、葛之性能升能散，走肌达表，虽能托邪，然大泄营气，走散真阴；虽与参、芪、归、地同用，而阴虚水亏，孤阳劳热者，决非所宜。古人禁用，良有以也。虽然此特论于虚劳而无邪热之人，非所论感外邪而兼有虚劳之症也。苟有外邪，而不兼一二提托之品，则邪何由透达？特揣摩此二法，制一十三方，以杜绝外损之源，殊非补养衰弱之意，此开手之治法也。若真阴真阳之治，则有上集之各法……

——吴澄《不居集·上集·卷之十》

解托之法

凡本体素虚，有仲景正伤寒之法而不能用者，故立解托之法，不专于解，而重于托矣。盖大汗大下，邪反剧增，一解一托病势顿减。其中意义，总以培护元气为主。元气一旺，则轻轻和解，外邪必渐渐托出，不争而自退矣。至于虚之甚者，当用补托之法。

——吴澄《不居集·上集·卷之十》

补托之法

凡邪实则正虚，正旺则邪退，此阴阳胜复，自然之理也。若其人禀受素旺，足以拒邪，故用疏散一汗而解，不必补亦不必托也。若其人禀受虽旺，适足与邪气相当，即不能任大攻散，然亦不必补托也。惟邪实正虚之人，专事和解，邪不听命，必兼托兼解，纵有余邪，亦无停身处矣。若气血大虚之辈，邪将陷入者，不惟发表和解无功，即兼解兼托亦无益也。惟是坚我墙垣，固我城廓，戢我人民，攻彼贼寇，或纵或擒，由我操柄，庶乎国泰民安，而邦宁本固矣。孙子曰：知彼知己，百战百胜。其补托之谓乎。

——吴澄《不居集·上集·卷之十》（吴澄《不居集》）

【按语】虚损一证，自古有说，病因有别，然病机不外阴阳之虚损。吴澄在其《不居集》中，罗列历代先贤治虚损之说，从秦越人治虚损法始，继述张仲景行阴固阳、葛可久立十方治阴虚脉数、刘河间创"感寒则损阳，感热则损阴，尽上下传变"之说、李东垣主张温补脾胃、朱丹溪主张滋阴降火，再到薛立斋长于补阴中之阳以引火归元、张景岳补真阴真阳以及水丘道人开关把胃治虚损之说，可谓全面而详备。然作者在叙议上述治虚损大法的同时，系统地提出自己的"外损"之说，与上述九种治法一并成为治虚损十法。是书下集，以十卷之篇幅专论"外损"之理法方药，对完善虚损之证治理论作出了新的贡献。吴氏在诸多虚损证治的理论和临证中发现，虚损非仅有内伤一因，即使是外感，若缠绵日久，则渐及内伤，从而变成外损。而外损之证，有因"从表而入"者，有因"从口鼻而入"者，有因"从皮毛而入"者；有因个人禀赋不同者，有因医家学术不精，误判误治者。在"外损"的鉴别诊断和辨证方面，吴氏提出"外损"之证须与外感和内伤等类似之证加以区别的方法，强调古人多论及内伤虚损而少及外感之后之虚损，也是当时医生误判误治的重要原因之一，指出"外损"当与传统意义上的虚损加以区别。在治法上，吴氏认为，"外损"之证为邪未尽而虚劳已成，在此虚实夹杂之时，需分清邪正孰多孰少。若内伤重而外感轻者，则宜用补托之法；若内伤轻而外感重者，则宜用解托之法。并据此之理创立了13首治"外损"方剂。吴氏从理、法、方、药等方面系统地阐述了其"外损"的主张，在完善虚损理论、提高诊治水平和疗效方面取得了重大成就。

二、脾阴学说

【原文】

理脾阴总论（自制得效九方）

吴澄曰：虚劳日久，诸药不效，而所赖以无恐者，胃气也。盖人之一身以胃气为主，胃气旺则五脏受荫，水精四布，机运流通，饮食渐增，津液渐旺，以至充血生精。而复其真阴之不足，古人多以参、苓、术、草培补中宫。而虚劳脾薄胃弱，力不能胜，即平淡如四君子，皆不能用，舍此别无良法也。然立法贵于无过之地，宁但脾家不用参、芪，即肺肾两家亦有难用二冬、二地者，所以新定补脾阴一法也。不然，甘温补土又不可恃，更将何所恃哉？惟选忠厚和平之品，补土生金，燥润合宜，两不相碍也。盖解托、补托二法，寓疏散于补托之中，借补托于疏散之内。理脾阴一法，扶脾即所以保肺，保肺即所以扶脾。此皆自制经验之良方，以补前人未尽之余蕴也。……

理脾阴之法

吴澄曰：脾乃胃之刚，胃乃脾之柔。东垣《脾胃论》谓脾为死阴，受胃之阳气方能上升水谷之气于肺。若脾无所禀，则能行气于脏腑，故专重以胃气为主。又曰：饮食不节则胃先受病，劳倦者则脾先受病，脾受病则不能为胃行其津液。则脾病必及胃，胃病亦必及脾，一腑一脏，恒相因而为表里也。古方理脾健胃，多偏补胃中之阳，而不及脾中之阴。然虚损之人多为阴火所灼，津液不足，筋脉皮骨皆无所养，而精神亦渐羸弱，百症丛生矣。今以芬香甘平之品培补中宫，而不燥其津液。虽曰理脾，其实健胃。虽曰补阴，其实扶阳。则干资大始，坤作成物，中土安和，天地位育矣。

——（吴澄《不居集·上集·卷之十》）

【按语】治虚损之证，历代有从阴阳而治，有从肝肾而治，有从脾胃而治。吴氏以为，水谷充盛，则气血健旺，气血健旺，则正气可复，虚损可治。然而虚损之证又往往最易表现为脾胃后天虚损之象，脾胃虚弱，则一切药饵措施不能尽效。因而吴氏主张健脾胃为治疗虚损之第一步，而在健脾胃中，理脾阴又是健脾胃之重中之重的观点。李东垣强调健胃在内伤虚损中的重要性，而忽略了脾脏自身的重要性。"脾阴"之说，在明王纶的《明医杂著》中最早提及；《周慎斋遗书》中也较重视"脾阴虚"的证治；至明末，缪希雍的著作中均有"脾阴虚"证治的阐述。尽管如此，相对于前人来说，吴澄的"脾阴说"更加系统并富于自我的独创性。吴氏以为，脾胃互为表里，生理上相互协作，病理上相互影响，而古方理脾健胃，多偏重胃中之阳。指出虚损之人又多为阴火所灼，津液不足，筋脉皮骨皆无所养，而精神亦渐羸弱，百症丛生。在这种情况下，若一味芳香辛燥之品温补脾胃，势必更伤脾阴而于事无补。其主张以芬香甘平之品培补中宫，而不燥其津液。这样既能健胃阳，又能理脾阴，使气机枢纽之机正常，以达到运行水谷精微于五脏之目的，从而使气血得以充盛，正气得以复元，虚损得以纠正。吴氏"理脾阴"之法，既可与东垣补脾胃以"养胃阴"之法相得益彰，又是对明季以来诸家"脾阴"说的补充与完善，对后世治疗脾胃虚损乃至一切虚损病，提供了有益的借鉴与启发。

三、从肺脾肾虚损有痰论治痰三法

【原文】

肺虚有痰宜保肺以滋其津液

吴澄曰：肺者皮毛之合也。风寒外入，肺先受邪。肺气不清，必兼咳嗽，吊动脾涎，挟火则为燥痰，挟寒则为冷痰。此外感之痰，原非内伤，其本在肺，其末在脾，而与肾绝不相干。如华盖散、温肺汤，以散寒利肺，而不及于肾也。若虚损之痰，其本在肾，其次在脾。盖肾气一伤，脾湿不化，津液凝聚，积贮为痰。金不生水，不能灌溉五脏。子病及母，全体日枯，喉干咽痹。是外感之痰，不关及于肾。而内伤之痰，无不及于肺也。所以今之虚损咳嗽生痰者甚多，考之方书，润肺化痰者甚少。盖其痰原非自肺而生，故其治不专责在肺也明矣。如利金汤、润肺汤，治肺经之邪，而不治肺经之痰。如二母散、阿胶散、天门冬丸，清火止嗽；百合固金汤、宁肺汤，定喘止嗽，而亦不治肺经之痰。其有治痰者，必兼金水二藏，生脉和六味汤，或脾肺两家，则生脉合异功散者是也。故虚损之痰，初起专在脾肾二经，而未及于肺者为治易，则崇土壮水，而无反顾之忧。若水涸金伤，喉干咽痹者为治难，则畏尾畏首，而难奏十全之效。是故无嗽者治其痰也，治痰而不治其肺也。有嗽者治其嗽也，治嗽而亦不治其痰也。故曰痰之本在肾，其末在肺也。

脾虚有痰者宜培脾以化其痰涎

吴澄曰：痰之未病，即身中之真阴。火之未病，即身中之真阳。惟虚损之人不能平调，七情六欲交相为害。偏胜浮越，痰得火而沸腾，火得痰而煽炽，咳嗽吐痰，饮食短少。治之之法，欲清其标，必先顾其本，使脾胃不伤，能生气生血，调中土之盛衰，而痰火相安于无事矣。

肾虚有痰者宜补肾以引其归脏

吴澄曰：虚损之人，未有无痰者也。消之不尽，除之又生。病已危剧，而喉中仍辘辘有痰声者，盖不知治其本也。虚损之人，素禀先天不足，或酒色过度，元精暗伤。精不化气，气不化精，则水谷精微皆不能化为津液，而尽化为痰涎。计一日饮食之所生，不过一日痰涎之所耗。惟大补真元察其肾中之阴阳而施治之。若肾中阴虚者，壮水之主；阳虚者，益火之源。如是则阴阳相济，水充而痰自化，火足而痰自宁，不治痰而痰自不生矣。

——（吴澄《不居集·上集·卷之十七》）

【按语】吴氏虽然以肺脾肾三脏之痰各论其治法，但在论及每脏时，又紧扣三脏在津液生成输布以及代谢过程中的生理病理关系，治肺的同时，兼顾脾肾，"崇土壮水"，强调的是肾为痰之本，肺为痰之末的概念；治脾虚有痰时，则强调培土生金之法；治肾虚有痰时，则立足于肾为痰之本的原则，并注重肾中阴阳真元的调剂，于无痰处治有痰之证。三法论述既体现了重点，又兼顾了全局，可谓精辟独特，为后世治痰，提供了有益的启发和指导。

思考题

1.谈谈外损与内损的区别。

2.谈谈你对吴氏"脾阴说"的理解以及其对于现代临床的指导意义。

第五节 吴 楚

👉 导学

吴楚，字天士，号畹庵。清代顺治康熙年间，歙县西乡澄塘人。吴楚著述有《医验录》《宝命真诠》《前贤医案》等。其中《吴氏医验录》共2卷，载医案89例。其运用甘温补中法十有七八，仅补中益气方达58例。本节选摘吴楚《医验录》的相关跋文、凡例以及少数案例作为学习内容，要求熟悉吴楚的学术特色及风格。

一、甘温之品如行春夏之令，生长万物者也

【原文】家天士先生真天人也，制举业及诗古文辞外，博通诸技，无不精妙入神，而尤神于医。凡医穷气索者，遇先生，辄霍然起。不肖荆妇[1]，秉最弱，新痼诸疾，咸赖安痊，固已心感之矣。先祖[2]惟任公，年逾六旬，自壬戌冬月起，患脾泄，足背肿，灯下目不见物。久服某名医药，绝无一效。时癸亥蒲节[3]前，偶偕天士先生散步荷堤，蒙先生谓不肖辈曰：令祖之恙乃脾肾两虚，究其原，惟肾中火衰，若补火以生土，而诸症咸疗矣。今不服温补，而反用清降利湿之剂，非徒无益，而又害之。方今夏令火旺，病不甚增，迨交冬水旺克火，火绝则生气俱绝，足肿陡上至腹，遂不可为矣。令祖固信名医，余辈爱莫能助，伤如之何！维时虽极感先生之教，然犹未知其言之必验也。至立冬后三日，果尔忽肿至腹，寝食维艰。前医仍用前药，坚戒勿补，不数日间，遂至不救。先生预决于半年之前，何其神也！嗟嗟，以名致误，追悔何及！迄今思先生之言，惟有感泣而已。而尤可感者，家慈氏[4]亦自壬戌冬杪患吐症，亦信服前医，日投寒剂，服药年余，日益增剧。迨甲子春，一息欲绝，举家惶惧，始求救于先生，赖先生补天挽日之手，得以回生，渐次收功。又复见误于前医，复置之危，凡三误而三危，三危而三救之。卒赖先生得收全功，康复胜前。

——（吴楚《医验录初集·吴元度跋》）

【注释】
[1] 不肖荆妇：不肖，不成材。这里是自谦。荆妇，对人称己妻的谦词。
[2] 先祖：称已故的祖父。
[3] 蒲节：指端午节。因旧时风俗端午节在门上挂菖蒲叶，故称。
[4] 家慈：对人称自己的母亲。

【按语】从患者被医家误用寒凉之品而致危证，吴楚又用温补之法成功救之的案例，体现了吴氏重温补的特色。《医验录》"凡例"中指出："此集中所载……用温补而验者，十之五六"，认为"甘温之品如行春夏之令，生长万物者也"，因而认定"常服甘温之味则气血充盈"。

二、温补之治，乃不得不用而非好用也

【原文】谷见谓予好用温补，兹集中所载用寒凉而验者十之三四，用温补而验者十之五六，则诚如所谓矣。然有说焉：一以人多治假病而余独治真病故也。盖真虚寒者偏有假火，人但见其为火而清之，清之不愈，又更一医，医又清之。必历数医始转而就余，余直审其真者而以甘温投之。人不问其投之果效，而第见大反其从前之寒凉，遂以为此好用温补也。一以人多治新病而余多治久病故也。世俗耳食趋名如鹜，一任清之、泻之、攻之、消之。苦不自知其害，日深月久医穷力竭，真元耗尽几无生理矣，始索温补之所以较多于寒凉者，实诸君有以成之也。盖群好清降，若特留一温补地位以待余救其后，此余不

得不用而非好用也。好则必不验矣，验则定非好矣。故谷见谓余为好用，而识者则谓余为知用、为当用、为通用、为善用也。世之吠声者固多，而知音者亦自不乏，此亦无庸置辩也。

——（吴楚《医验录·初集·凡例》）

【按语】吴楚为崇尚温补的新安医家，这里吴氏谈到了自己临证多用温补并非仅仅是喜好问题，往往是他医见假火而误清之，"历数医始转而就余"，乃"不得不用而非好用也"。

三、欲得病情，必须悉心审脉

【原文】丙辰年八月，里中一女人，年三十二，忽尔倒仆无知，口流涎沫，胸仰、目睛上窜、厥冷、手足抽掣，症状如痫如痉。救醒后一二时又复如是。每一昼夜，发五六次，饮食不进，亦不能卧倒。初延医视之，认定是痰，用利痰之药不效；次日更一医，云是风，用天麻、僵蚕、钩藤、秦艽、防风等药不效；又更一医，云是火，用芩、连、花粉、山栀、贝母之类，更剧；第四日又更一医，云此乃血虚之故，血虚不能养筋，故筋脉抽掣，非痰、非火、非风也。咸服其高见，谓此理确不易矣。服养血药两日，究亦不效。至第六日，始邀余往诊视。六脉和平，正如无病脉，心窃异之。不滑、不浮、不洪数又并不涩，则所谓痰也、风也、火也、血虚也，举非是矣！细一探讨，惟右关脉稍沉滞，按之有力。余思此得之伤食乎？因问："起病之先可曾食冷物否？"旁人答云："病发之前一日，曾食一冷粽。"又问："仍食何物？"云："下午时吃北瓜、索面亦冷了。"余曰："是矣，此食厥也。"遂用厚朴、枳壳、枳实、陈皮、半夏、木香、砂仁、草果、煨姜一大剂。服下觉胸前气顺，是日遂不复发，晚间亦能卧。次早觉胸前高起一块，扪之甚痛。余曰："此食积方现耳！"仍令照前药再服一剂。次早高处亦平，痛亦减十之六七。仍照前药倍炮姜、加大黄钱许，微利一二行，胸腹泰然，诸症顿失。可见凡治病，须得病情，欲得病情，必须审脉。每见医人诊脉时，手指一搭便起，果遂已审脉无差，神异若此乎？是未敢信也。

——（吴楚《医验录·初集》）

【按语】吴楚于《医验录·自序》中称：他在研习古今临床医学流派多种著作的同时，觉得"独是微妙在脉，问难无从，乃研究《内经》之《脉要精微》《平人气象》诸论，并参究王氏之《脉经》，崔真人之《举要》，及家鹤皋先生之《脉语》，李士材先生之《诊家正眼》"，可见他重视脉学。号脉是中医的一大绝活，吴楚号脉如神，人称"奇士"，功夫全在于他的功底和精于求精的治病态度上。上述案例是患者病急乱投医，数次更医而反不验，吴楚能于众识纷纭之中，抓住"右关脉稍沉滞，按之有力"这一点，追得伤食之机，一剂见效，三剂而愈，可谓独具慧眼，功到验神。他强调：凡诊病要想获得病情，必须认真审脉，批评一些医者忽视脉诊，手指一搭便起，表面上似乎成胸，实则三部不参，往往出错。

1. 谈谈你对吴楚"温补之治，乃不得不用而非好用也"的理解。
2. 谈谈吴正伦、吴崑、吴楚的学术渊源关系。

第六节　江之兰

导学

江之兰，字含微（又称含徵），清康熙年间，歙县人。著有《医津一筏》（又名《内经释要》），江氏结合临床以及名医经验阐释《内经》重要治法条文，发挥颇多，对正确理解和运用《内经》理论，很有参考价值。本节选取江氏学习《内经》的两条心得，要求熟悉江之兰研习《内经》的方法。

一、壮盛之人，邪为本，虚为标

【原文】邪之所凑，其气必虚。邪乘虚而入，是虚为本邪为标，故去邪不可不加以养正，此一注脚，人所同也。然亦有身体壮盛之人，暴受邪气，如外感风寒，内伤饮食之类，本气未必皆虚，受病之后，反显虚象，若营卫受邪，则屈伸不利，动作衰乏；脾胃受邪，则四肢无力，恶食呕泄之类。此邪气既凑之后，其气亦必虚，是虚因邪而显，邪为本，虚为标，斯时但当亟[1]去其邪，而正自复，不必顾虑其虚，用药牵制，此一注脚，余所独也。

——（江之兰《医津一筏·治病必求其本》）

【注释】

[1] 亟：通"急"。

【按语】论盛壮之人感邪，应以邪为本，虚为标。

"治病求本"是《内经》的重要思想，辨证必须明辨标本。以虚邪而论，人们常以虚为本，邪为标论之。如《素问·评热病论》云"邪之所凑，其气必虚"。《素问·刺法论》亦指出"正气存内，邪不可干"。而江氏通过临床观察到，"身体壮盛之人，暴受邪气"，反显虚象。故辨证应以邪为本，而虚为标。提示我们应灵活辨证，从临床实际出发，不可仅囿于成见。

二、痛有虚实之分，虚者宜补

【原文】诸痛无补，言气逆滞也。虽然壮者气行则愈，怯者着而成病，真气虚乏之人，诸邪易于留着，着则逆，逆则痛。疏刷[1]之中不可无补养之品，徒恃攻击，则正愈虚，不能送邪外出，邪愈着而痛无休止也。遇斯疾者，攻补兼施而不愈，遂宜屏弃一切，其要又在断厚味，远房帏，使邪无所助，而正气日胜，然后佐以疏刷，击其惰归，病无不愈。但邪气方炽，病者正在呻吟痛苦之时，医者教之以如此如此，是犹子舆氏[2]教滕君[3]以强为善，鲜[4]不以为迂阔[5]而远于事情者也。又若脾胃亡液，焦燥如割，宜用真生芐[6]

脉汤。阳涩阴弦而腹中急痛，当用小建中汤。肝气不足，两胁下满，筋急，不得太息，四肢厥冷，发呿，心腹痛，目不明了，爪甲枯，口面青，宜补肝汤。房劳过度，肾虚羸怯之人，胸膈间多隐隐痛，此肾虚不能约气，气虚不能生血之故，气血俱虚，则凝滞而作痛，宜用破故纸之类温肾，芎归之类养血。又胸痹痛，有真阴虚而然者，有元阳虚地气上干而然者，头痛有气虚者，有血虚者，有肾虚者，皆不可以无补也。

（江之兰《医津一筏·有者求之无者求之，盛者责之虚者责之》）

【注释】

［1］疏刷：疏，通梳。疏刷，此指用行气、开泄之法。

［2］子舆氏：即孟子，名轲，字子舆。

［3］滕君：即滕文公，战国时滕国君。

［4］鲜：很少。

［5］迂阔：思想行为不切实际事理。

［6］苄（hù）：草名，地黄。

【按语】江之兰阐释《内经》疼痛病机，强调临证勿轻视虚痛。

疼痛乃临床常见症状，《内经》已将疼痛病机概括为虚实两大类。然而，《内经》以后众多医家往往只重实性疼痛，忽略虚性疼痛。临证只泻不补，"痛则不通，通则不痛"，已成为痛症治疗的主导思想。江之兰举出诸种虚性疼痛实例，对《内经》因虚致痛理论作了深入阐发。

1.谈谈你对"邪为本，虚为标"的理解。

2.你对疼痛病机是如何认识的？

第七节　余国珮

余国珮，字振行，号春山，清代婺源县沱川人，寓江苏泰县。著有《痘疹辨证》2卷、《燥湿论》1卷、《医案类编》4卷、《吴余合参》4卷、《金石医原》4卷、《医理》1卷，有抄本流传。余氏重视内伤则从性命源头立论，外感独揭燥湿为纲，倡"六气独重燥湿论"，认为虽有六气之名，不外燥湿之气所化。而"燥湿之气，可寒可热，医者再能因燥湿之偏分其寒热之变，一任病情万状，总以燥湿为把柄，治之自无贻误。"及至外科、妇科等疾病，余国珮也提出可以从燥湿分治，从而建立了系统的燥湿治疗特色体系。此外，余氏还著有《婺源余先生医案》一书，载内、外、妇、儿、杂症等各科病症67种，每症载医案一二则，分症精详，病机上突出燥症。本节学习内容节选其部分原文，要求掌握余国珮的学说观点和临床用药特色。

一、外感独揭燥湿为纲

【原文】珮趋庭之暇，先严多言医理，每参考古书有所不述，发明前人之未备，法简而理该。内伤则从性命源头立论，外感独揭燥湿为纲；脉法去繁从约，以刚柔二脉辨其燥湿，以圆遏两字探病情之进退，以浮沉缓数大小六脉察病机之转变，以神气之有无验其死生，脉法已无剩义矣。

———《医理·自序》

人之受病，独重燥湿二气者，如一岁之中，偏干偏水禾稼必伤而成歉年，未见多寒多暑而损岁也，人之感气受病亦然。夫燥湿二气各主一岁之半，冬至阳升，地中湿气已动，交春渐升盛，故地多润湿。万物含液萌芽，包浆一交夏令，湿蒸之气更盛，万物繁茂，湿盛水生，故础润潦。暑大雨时行，天地之气化刚为柔。夏至阴从天降，燥气已动，交秋渐降。故大火西流，万物始衰，枝枯叶落。一交冬令，燥气更烈，地冻水冰，霜结为霜，雨化为雪，天地之气柔化为刚，故水不生于冬而长于夏，火虽盛于夏而实藏于冬。

———《医理·六气独重燥湿论》

外症亦燥湿二气为病，或从外感郁于肌肉，或由内积发于筋骨之间，但以上下两截分别施治。脐居人之正中，燥从天将，故多上吸，见症多在脐以上。湿气由地升，多下受，见症多在脐以下。湿症多臃肿，易腐烂，多浊脓秽水。湿善升，易于达表，故湿郁者多成痈。燥症多附骨，坚硬不变，最难穿溃其体干，故难成脓。燥善降，病深沉不易外达，故感燥者易成疽，溃后脓少，肌肉坚硬易生管，甚则坚而成多骨硬弦之类，皆刚象也。

———《医理·外科燥湿分治论》

【按语】《医理》一书，为专论燥湿之专著。全书以燥湿为纲，统领病因、诊断、治法、方药。有学者认为，燥湿专论出自石寿棠《医原》。《医原》成书于咸丰十一年（1861），比余国珮《医理》晚10年。

二、滋阴润燥治产后痢

【原文】陆妇 产后固已阴虚，燥邪方炽，不得不先解邪，然必佐以扶正。

北沙参，生石膏，小生地，细辛，阿胶，薤白，知母，桔梗，白当归，猪肤，白蜜，芦根。

古法产后忌用寒凉，甚至白芍俱不可投[1]，故有俗语云"产后痢，没药医"。盖因产后之痢，不敢进寒凉，惟用温燥，故多败事。然有病者又当随时酌宜。此症二服痛减痢微，脉数而软，溺少头眩，客邪已退，阴液未回，纯以育阴清燥为治矣。

北沙参，玉竹，当归，知母，薤白，梨肉，熟地，麦冬，龟版，阿胶（滑石炒），猪肤，白蜜。

———（余国珮《婺源余先生医案·产后痢》）

【注释】

[1]投：投入（药剂），使用。

【按语】一般治痢大法多以清热燥湿为法，然产后带暖是中国人延袭下来的古老习俗。余国珮却反对古人"妇人产后忌用寒凉"的观点，指出古人治疗产后痢疾多采用温燥之品，实际收效甚微。强调"当随时酌宜"，力主育阴清燥为治，是余氏以燥湿为纲并统领治法方药这一学术思想的具体体现与运用。

三、药性因时因地变更论

【原文】盖闻天地氤氲[1]万物化醇，是知万物俱从氤氲之气化生，氤氲之气既随天时迁改，万物亦不得不随之而变易。今当大运燥火司天主事，物亦从之而变。燥属金其味辛，火象焦其味苦，故今之药味多变苦辛。如露水古称甘露，今则兼苦而微辛，天地之气酝酿之中已寓燥火之气，故草木亦从之而化多变苦。辛之味如金钗石斛，味本甘淡，今则不然，出自四川者，变苦尚少，出于广西、云南者，味苦尤甚，盖四川居中华之西南，广西、云南又在西南之边远。西属金主燥味辛，南属火味苦，故味之变苦辛者多。麦冬川产者，变辛味颇多，杭州所出辛味较少。如霍山之石斛，味仍淡，地近中州，故未即变。木通本草味称甘淡，今则苦胜黄连。南中园蔬如菾菜，俗称青菜，本甘滑之品，亦变苦辛。虽物类感变之不齐，而两间之气均从燥火变化可徵[2]。

——（余国珮《医理·药味随运变更论》）

【注释】

[1] 氤氲（yīn yūn）：万物由相互作用而变化生长之意。

[2] 徵（zhēng）：证验；证明。

【评按】药物本草禀天地之灵气，汲天地之精华，而成四气五味之药性，因此"万物俱从氤氲之气化生，氤氲之气既随天时迁改，万物亦不得不随之而变易"，所以余国珮眼光独到地提出了药性因时因地变更论。如露水古称甘露，今遇燥运火气之年则会兼苦而微辛；金钗石斛，味本甘淡，今出自西南燥火之地会变苦辛等，这是一个非常值得调研论证的课题，涉及到运气理论、地道药材理论等诸多内容。

1.谈谈余国珮的学术思想渊源。

2.余国珮"六气独重燥湿论"学术思想对临床有何指导意义？

3.药性因时因地变更论的意义？

第八节 郑宏纲

郑宏纲（1727—1787），字纪原，号梅涧，歙县人。乾隆年间，集多年临床经验，并经方成培整理，撰成《重楼玉钥》2卷，在民间广为传抄。该书刊行于道光十八年（1838）。书中指出白喉"属少阴一经，热邪伏其间，盗其肺金之母气，故喉间发白"，创立了"养阴清肺"治白喉特色方法，且以诸多生动、亲历之病案，阐述并论证了养阴清肺治白喉的理论与疗效，提出了"养阴忌表"的鲜明观点。此外，郑宏纲另撰有《捷余医语》《痘疹正传》《灵药秘方》等著作传世。其子郑承瀚（1746—1813），字若溪，号枢扶，著有《重楼玉钥续编》《咽喉辨证》《喉白阐微》《痘科秘奥》，形成郑氏喉科世医，并传承至今。本节选取了部分精彩原文作为学习内容，要求熟悉郑氏喉科的临床学术特色。

白喉治当养阴而忌表

【原文】 余素未习医，咽喉一症，尤属茫然。今年正月，余三儿自至咸汪大令处染患白喉，延同乡某甲医诊治，据曰：此喉痹也，切勿可破，破则不治，方用牛蒡、桔梗、僵蚕、杏仁、荆芥、防风等药，一剂而汗出，然鼻塞矣，再剂而热退，然音哑矣。又延诊之，则曰：邪退其半矣。以前方略加增减，一剂而白块自落矣，再剂而鼻流鲜衄矣。又延诊之，则曰：邪皆外出矣。又以原方去荆、防、杏仁，加射干、黄芩，一剂而喉外暴肿，再剂而喉内全烂，且顽痰上壅，骨节涨满，神志烦闷，睡寐恍惚，始知药误，急改延某乙医来视，曰：误服表药，受患过深，不可救矣，姑以龙虎二仙汤灌之，卒无效。

未几，而汪之女及婢相继患此。鉴于甲医之失，不敢服药，令老妪挖去白块，出涎血升许，寻愈，几不解其何理。嗣于友人处假得郑梅涧先生《重楼玉钥》一书阅之，乃知白喉一症，只可滋阴，不可发表，甲医所用之药，全在禁忌之列，而鼻塞、音哑与白块自落、鼻孔流红，皆为误表不治之症。惟不可破一语则与甲医相合，更无解于汪氏女婢之因破而愈也。方思摘其大要，刊布流传，免世滋误。

乃未一月，而汪君亦病此，仍不敢延甲医，亦请老妪抠破，而病不减，另延某丙医诊治，其所用药与《重楼玉钥》中所载养阴清肺一方大同小异，因未大效，又复倍用生地，惟尚不免有一二禁药换入。服更不效，病家以为生地之误，又另延一伧医者全用表散，连剂并进，而种种败象一时俱见，知为内陷，仍归咎于养阴。亦改延乙医观之，并未出前方相示，乙医以为症由风邪，失未表散，亦投蚕、蝉、蒡、勃等药，竟不救。余时亦未见伧医之方，近始索观而知，当日但谓病有两歧，药难一致，前所欲摘要刊布者，至此遂不敢下笔矣。

又一日，而余妾亦病，始则骨节疼痛，浑身发热，喉间干痛而无白点。乃立意延乙医诊视，以其向治喉症，类能分别透澈，必可辨悉病源。及诊脉象，云是浮紧，恐系风邪，略应表散，然一剂音哑，再剂而气逆，似觉不合。适有某丁医过访，请其复按，瞿然曰：此白缠喉也，如何可表？速服养阴清肺汤，方可补救。时热尚未退，探视喉间，微有白象。余以乙、丁之言迥然相反，茫无率从，乃斋沐设坛，敬请洞主仙师判断，所语悉如丁言，并示白喉断无发表之论，命于养阴清肺汤中加蚕食过桑叶孔多者三片、青麟九五分为引，一剂之后即照原方，不必加引，至愈而止。当即遵服，次日即大解一次，色赤黄，并发斑疹，遍体皆是。此种斑疹乃白喉症所恒有，系服药见功，浮邪外出，乃是吉象，切勿误认寻常斑疹，不敢滋阴改服表散，以致大误。此时热已全退，而喉间白瑰遍满矣。余恪遵仙谕，始终守方，五日而瘳。长次两儿次第传染，审其情状，症亦相同，深信不疑，即以养阴清肺汤投服，或便粘痰，或发斑疹，服三剂而热清，喉间均稍露白点，不移时而退尽，竟未大发。乃坚信"养阴忌表"四字为治白喉者历劫不磨之论。乙医为余年交长，虚心而善悟，见此不觉五体投地，爰复逐次虔请，逐层质疑，得颁篚谕，并命作表，以唤迷津。

前后共三千余言，一片婆心，流溢行间字里，自此济人有术，所治奚止恒河沙数哉！仙师庙在奉天，前于戊子岁，在奉降坛劝赈，凡助赈求方者莫不药到病除，神妙不可思议。偶立方论，洞澈源流，决非凡手所能梦见。此论一出，歧黄家当可奉为金科玉律，不致再入歧途。爰敬录之，并将张善吾所著《捷要》书中语之相合者分注于下，刊印行世焉。

——《白喉治法忌表抉微·自序》

敬读前后二论，知昔人论白喉者以郑梅涧先生《重楼玉钥》所载最为谨严细慎，特寥寥数语，未能剖悉源流。行医家每多未见，即见，亦习焉不察耳。近有专刻其养阴清肺一方印送者，按此施治，全活众多。至张善吾《白喉捷要》[1]、萧海雍《白喉论证》[2]，虽亦主于养阴忌表，立论多中肯綮，而所立各方中如僵蚕、蝉蜕、豆根、黄芩、牛蒡、马勃诸禁药犹未尽去，时医宗之，流弊尚不能免。此论一出，洵如赤日当天，无微不照，利济群生，岂浅鲜哉？余在奉天，随待赈坛一载，习闻诸论，而白喉秘旨及今始得闻之，若早明此理，三儿可不至死，然犹幸余妄之转危为安、长次两儿之获治即愈也。北地此症盛行，不救者多，大率皆服表药之误，其得愈者皆守《玉钥》书中养阴清肺汤方者也，如或搀入一二禁药者，虽服此而亦不治。今得此论流传，家喻户晓，则此症虽危无危矣。乙医勇于知过，默契慈心，丁医决于当机，暗合妙旨，皆为当时贤者，即如甲医之久执一偏、丙医之未达一间，苟见此书，亦当废然思返，油然有进，坚持此意，立心治人，安知不终为仙真所许可哉！故皆隐其姓名云。光绪辛卯五月敬跋。

——《白喉治法忌表抉微·自跋》

丁巳秋九月念六日，予妾洪氏喉痛，起白大如菌，寒热交作，手足如冰，延医，牛蒡、甘、桔不效，再投，病进。更医，以紫正地黄汤，病加沉重。又另延医，以羌活大黄汤，至月朔而命逝矣。皆曰此恶证也，古无治法。又曰此真证也，百无一生。予悲之，证之厄人如此之甚欤？诘朝，枢扶叔祖慰予，予以实告。叔祖曰：此伤燥也，予喻五行，其知之乎？夫火燥则涸，木燥则枯，火燥则烈，土燥则崩，金燥则顽，诚如是也，生机息矣，所以六气之中，惟燥为难治。予志之不敢忘。越二日，小女未周岁，而斯证作，即延叔祖治，七日而满口之白腐顿消，成败易势，得失相反。如此可见证无善恶，亦无真假，而治之得以生之者，皆功用之深而识力之到也。夫叔祖苦心济世人也，又深虑乎后学者择焉不精，语焉不详，于是竟其委，寻其源，纂成此篇以示众。余捧而读之曰：此乃普渡之金针也，彼之呲呲为不治者，今不共登衽席而享寿域乎哉？同时患此证者三人，惟小女独存，其偕亡者，亦命矣夫！居今思昔，为之怆然，爰跋于后，以感再生之德云尔。嘉庆二年岁在丁巳孟冬月上浣，双桥莲湖居士。

——（郑承瀚《喉白阐微·莲湖居士跋》）

【注释】

[1]白喉捷要：全名《时疫白喉捷要》，又名《治喉捷要》，白喉专著。全书1卷，清代医家张善吾撰，刊于1864年。

[2]白喉论证：书名，未见。

【按语】以诸多生动、亲历之病案，阐述并论证了养阴清肺治白喉的理论与疗效。今天防治白喉已有了先进的疫苗接种法和抗生素类药物等，而在200年前，能发明养阴清肺方法以有效应对白喉，应该是很了不起的贡献。上述甲医、乙医误表的失败案例，到丙医、丁医养阴的有效案例，对当今临床医生也有一定启迪。

1. 试述郑宏纲的学术思想内容。
2. 如何理解郑宏纲"白喉治当养阴而忌表"？

第九节 汪 昂

汪昂（1615—1694），字讱庵，休宁县西门人。著有方药医书多种，简明实用，浅显晓畅，尊古不泥，阐发医理，独树见地。如《本草备要》《医方集解》《汤头歌诀》《素问灵枢类纂约注》等。汪氏普及推广医药知识，功在启蒙继承，故称其为"启蒙派"，是新安医学"医学启蒙派"的代表人物。本节选取了《本草备要》中的5则医说药论作为学习内容，要求掌握汪昂开明接纳、博学约取的治学精神，熟悉汪昂领先吸收和提出的理论学说，了解汪昂对具体方药论述上的独特见解。

一、"暑必兼湿"说

【原文】暑必兼湿，治暑必兼利湿，若无湿，但为干热，非暑也。

——（汪昂《本草备要·卷一·草部》）

【按语】有关"暑湿"之说，《临证指南医案·外感热病篇》中也有"暑必夹湿，二者皆伤气分"的记载。由于叶桂系一代宗师，故谓其首倡"暑必夹湿"者其众。汪昂所著之《本草备要》成书于1683年，时年叶氏仅十五六岁，且1693年与《本草备要》同期梓行的《医方集解》和《汤头歌诀》中也有类似记载，而叶氏《临证指南医案》直至1764年方才成书，故应是汪氏更早提出这一观点。

二、萎蕤不可代参芪

【原文】萎蕤温润甘平，中和之品。若蜜制作丸，服之数斤，自有殊功，与服何首乌、地黄者，同一理也。若仅加数分于煎剂，以为可代参芪，则失之远矣。大抵此药性缓，久服方能见功，而所主者，多风湿虚劳之缓证，故臞仙以之服食，南阳用治风温，《千金》《外台》亦间用之，未尝恃之为重剂也。若急虚之症，必须参芪，方能复脉回阳，斯时即用萎蕤斤许，亦不及参、芪数分也。时医因李时珍有可代参芪之语，凡遇虚证，辄加用之，曾何益于病者之分毫哉！拙著《方解》，欲采萎蕤古方可以入补剂者，终不可得，则古人之罕用，亦可见矣。

——（汪昂《本草备要·卷一·草部》）

【按语】 萎蕤始载于《神农本草经》，列为上品，《名医别录》始称为玉竹。为百合科（Liliacaceae）黄精属（Polyonatum）植物玉竹 *P. odoratum*（Mill.）Druce的根茎；含铃兰苦苷、铃兰苷、山奈酚苷、槲皮醇苷以及大量黏液成分；药理研究证明，小剂量玉竹有强心作用，大剂量可抑制心脏，并有降糖作用、类似肾上腺皮质激素样作用和润肠通便作用；现代中医临床经验，可用治风湿、糖尿病，可内服作为利尿药及作为创伤药的止血剂。对照汪昂原文，现代药理与临床多相吻合。至于甄权和李时珍等提出的萎蕤"可代参芪治一切虚损"，则与现代药理与中医临床经验相悖。

三、六味良方不可有补无泻

【原文】 六味丸有熟地之温，丹皮之凉，山药之涩，茯苓之渗，山萸之收，泽泻之泻，补肾而兼补脾，有补而必有泻，相和相济，以成平补之功，乃平淡之神奇，所以为古今不易之良方也。即有加减，或加紫河车一具，或五味、麦冬、杜仲、牛膝之类，不过一二味，极三四味而止。今人或疑泽泻之泻减之，多拣本草补药，恣意加入，有补无泻，且客倍于主，责成不专，而六味之功，反退处于虚位，失制方配合之本旨矣，此近世庸师之误也。

——（汪昂《本草备要·卷一·草部》）

【按语】 六味地黄丸为"古今不易之良方"，汪氏于泽泻药中加以论述，自有其深意。六味方用泽泻，其功用有四：一取其淡渗利水，以开通水道，泄除邪水，通利三焦；二取其利湿泻浊，以行地黄之滞，引诸药速达肾经；三取利水以助清火，入水脏而泻水中之火；四曰降泻通阳，调畅气机，引虚火下行，导气机向下。泽泻之泻，使补而不滞，扶阴配阳，六味补益之作用更为得力，其功莫大焉。从现代自由基学说来分析，所谓"清除体内垃圾""清除体内毒素"之说，也正与六味丸寓补于泻、寓泻于补之辩证思路相暗合也。

四、"人之记性皆在脑中"论

【原文】 吾乡金正希先生尝语余曰：人之记性皆在脑中。小儿善忘者，脑未满也；老人倦忘者，脑渐空也。凡人外见一物，必有一形影留于脑中。昂思：今人每记忆往事，必闭目上瞪而思索之，此即凝神于脑之意也，不经先生道破，人皆习焉而不察矣。李时珍云：脑为元神之府，其于此义，殆有暗符欤。

——（《本草备要·卷二·木部》）

【按语】 金正希（1598—1645），名金声，徽州休宁人，明末进士，抗清义军首领，曾在京师向西人学习历算之学，接受了西方传教士利玛窦的脑学新说。汪氏治学博采众长，对明末传入我国的西洋医学持开明态度，通过金氏接纳吸收了这一学说。

五、龙脑体热而用凉论

【原文】 王纶曰：（龙脑）世人误以为寒，不知辛散性甚，似乎凉耳。诸香皆属阳，岂有香之至者而反寒乎？昂幼时曾问家叔建侯公云：姜性何如？叔曰：体热而用凉。盖味辛者多热，然风热必藉辛以散之，风热散则凉矣。此本草所云冰片性寒之义，向未有发明之者，附记于此。

——（《本草备要·卷二·木部》）

【按语】冰片之药性，历来众说纷纭。《名医别录》有载，但仅有主治、用法而缺"气味"。唐代《新修本草》载："龙脑香，味辛苦，微寒。一云温、平、无毒。"宋代《证类本草》延用了《新修本草》一药多性的说法。金元时期，张元素说"龙脑香性热"，朱丹溪说"龙脑属火"，又说："世知其寒而通利，然未达其热而轻浮飞越。"从金元之张元素到明代之王纶，皆主冰片药性之"温热说"。李时珍《本草纲目》（1578）及缪希雍《本草经疏》（1623）也支持王纶的见解。汪昂首次以"体温而用凉"之论解释和说明"本草所云冰片性寒之义"，能自圆其说，还能推而论之，解说相类似的中药药理。汪昂以后，仍有汪绂持"冰片终归阴寒"之见〔《医林纂要》（1758）〕，认为辛香药有性温者也有性寒者，不可一概而论，通作"性温"。

1. 汪昂作为新安医学"启蒙派"的代表，在治学上有何特点？
2. 汪昂著有哪些医药学著作？有何特色？
3. 简要介绍汪昂领先吸收和提出的医药新论。

第十节　陈嘉谟

陈嘉谟（1485—1565），字廷采，号月朋子，祁门县人。撰成《本草蒙筌》一书。该书择药448种，对其药性、有毒无毒、产地、炮炙、贮藏、功效等作了详细介绍，并附按语，多有阐发，在药物性味、产地、鉴别、炮制等方面的论述多有独到之处。尤其他提出了系统完整的中药炮制理论，从时间的控制到火候的掌握，从辅料的选择到料量的掌握，其"凡药制造，贵在适中，不及则功效难求，太过则气味反失"之说被后世竞相转载。本节选取了《本草蒙筌》中部分精辟的药论药话作为学习内容，要求掌握陈嘉谟关于中药炮制的系统论述，熟悉陈嘉谟对中药药性、产地、鉴别和运用等方面的独到论说，了解陈嘉谟对一些具体药物运用的独特学术经验和见解。

一、医贵通变，药在合宜

【原文】尝悲世之医者，凡遇某病，不察虚实三因，则曰古方以某药治效，吾智不逮古人，而敢不遵耶。殊不知病有标本久新，治有逆从缓急。医贵通变，药在合宜。苟执一定之方，以应无穷之证，未免虚虚实实，损不足益有余，反致杀人者有矣，安望以活人乎？揆厥所由，皆未深知《本草》故尔。

——（陈嘉谟《本草蒙筌·图像本草蒙筌序》）

【按语】哲学上有一个命题——"世界上没有两片相同的树叶"，同样道理，世界上也找不出两个病理反应和临床表现都完全相同的患者，即使同一种疾病也有"标本久新"之别。中医强调个体化治疗，针对每一个患者的具体病情因时、因地、因人制宜，切忌"执死方以医活人"。陈嘉谟不仅在序言中这样强调,而且在各药条文下反反复复地加以论述和说明,对今日的临床实践具有重要的现实意义。

二、用药择地土

【原文】凡诸草木、昆虫,各有相宜地产。气味功力,自异寻常。谚云:一方风土养万民,是亦一方地土出方药也。摄生之士,宁几求真,多惮远路艰难,惟采近产充代。殊不知一种之药,远近虽生,亦有可相代用者,亦有不可代用者。可代者,以功力缓紧略殊,倘倍加犹足去病。不可代者,因气味纯驳大异,若妄饵反致损人。故《本经》谓参、芪虽种异治同,而芎、归则殊种各治足征矣。他如齐州半夏,华阴细辛,银夏柴胡,甘肃枸杞,茅山玄胡索、苍术,怀庆干山药、地黄,歙白术,绵黄芪,上党参,交趾桂。每擅名因地,故以地冠名。地胜药灵,视斯益倍。又宜山谷者,难混家园所栽,芍药、牡丹皮为然;或宜家园者,勿杂山谷自产,菊花、桑根皮是尔。云在泽取滋润,泽傍匪止泽兰叶也;云在石求清洁,石上岂特石菖蒲乎?东壁土及各样土至微,用亦据理;千里水并诸般水极广,烹必合宜。总不悖于《图经》,才有益于药剂。《书》曰:慎厥始,图厥终。此之谓夫。

——(陈嘉谟《本草蒙筌·总论》)

【按语】中药品种本身就比较复杂,即使同科同属同种的植物药,不同产地其所含有的化学成分及其含量往往相差悬殊,药理作用和功效迥然有异,所谓"地气之殊也"。

三、制造资水火

【原文】凡药制造,贵在适中,不及则功效难求,太过则气味反失。火制四:有煅、有炮、有炙、有炒之不同。水制三:或渍、或泡、或洗之弗等。水火共制造者,若蒸、若煮而有二焉。余外制虽多端,总不离此二者。匪故巧弄,各有意存。酒制升提,姜制发散。入盐走肾脏,仍使软坚;用醋注肝经,且资住痛。童便制,除劣性降下;米泔制,去燥性和中。乳制滋润回枯,助生阴血;蜜制甘缓难化,增益元阳。除壁土制,窃真气骤补中焦;麦麸皮制,抑酷性勿伤上膈。乌豆汤、甘草汤渍曝,并解毒致令平和;羊酥油、猪脂油涂烧,咸渗骨容易脆断。有剜去瓤免胀,有抽去心除烦。大概具除,初学熟玩。

——(《本草蒙筌·总论》)

【按语】陈嘉谟在前贤基础上首次对中药炮制方法作了概括性归类,提出了火制、水制、水火共制的三类分类方法,并以三类为纲统领各种炮制方法,这是中药炮制系统分类的开端。在辅料炮制上,他把药物配伍理论引申为"以药制药"的方法,对经辅料制后中药在性味、功效、作用趋势、归经和毒副作用等方面所发生的变化作了简明扼要的阐述,首次对辅料作用和基本内容作出全面系统地归纳。其"凡药制造,贵在适中,不及则功效难求,太过则气味反失"之论,更是陈氏集前人中药炮制成果之大成,对中药炮制理论所做出的深刻而全面的理论概括。

四、贸易辨假真

【原文】医药贸易，多在市家。辨认未精，差错难免。谚云：卖药者两只眼，用药者一只眼，服药者全无眼，非虚语也。许多欺罔，略举数端。钟乳令白醋煎，细辛使直水渍，当归酒洒取润，枸杞蜜伴为甜，螵蛸胶于桑枝，蜈蚣石朱其足赤。此将歹作好，仍以假乱真。荠苨指人参，木通混防己。古圹灰云死龙骨，苜蓿根谓土黄芪。麝香捣，荔枝换；藿香采，茄叶杂。研石膏和轻粉，收苦薏当菊花。姜黄言郁金，土当称独滑。小半夏煮黄为玄胡索，嫩松梢盐润为肉苁蓉（金莲草根盐润亦能假充）。草豆蔻将草仁充，南木香以西呆抵。煮鸡子及鲭鱼枕造琥珀，熬广胶入荞麦面炒黑作阿胶。枇杷蕊代款冬，驴脚骨捏虎骨。松脂搅麒麟竭，番硝插龙脑香。桑根白皮，株干者忌真；牡丹根皮，枝梗者安是。如斯之类，巧诈百般。明者竟叱其非，庸下甘受其侮。本资却病，反致杀人。虽上天责报于冥冥中，然仓卒不能察实，或误归咎于用药者之错，亦常有也。此诚大关紧要，非比小节寻常。务考究精详，辨认的实，修制治疗，庶免乖违。

——（陈嘉谟《本草蒙筌·总论》）

【按语】明代，商品经济开始走向繁荣，"天下熙熙，皆为利来；天下攘攘，皆为利往"，是我国资本主义的萌芽时期，伪劣掺假商品甚至尔虞我诈的行径也伴随而生，药物交易中故意将歹作好、以假乱真、炮制作假、真中掺假，种种坑蒙拐骗行径不一而足。这一现象自然引起了医药学家陈嘉谟的特别关注，在其《本草蒙筌》中对药材的产地、鉴定、炮制等十分重视，每每在各药条下详述其真伪鉴别和易混淆品，且多有独到之见，并在总论中专门辟出"贸易辨假真"一节，翔实记述了当时市家种种假冒欺罔之情形。

五、"龙火反治"论

【原文】夫龙火者，乃空中龙雷之火，即虚火也。在人身，虽指下焦相火为云，然而上下同法。肺中虚火，亦相侔焉。此火非水可扑，每当浓阴骤雨之时，火焰愈炽，或击碎木石，或烧毁房屋，燔灼酷烈之势，诚不可抗。太阳一照，火自消弥。可见人身虚火，无问上中下三焦之殊。但证有见于外，必非寒凉助水之药可制，务资此甘温补阳之剂补足元阳，则火自退尔。补中兼泻，泻中有补，正经所谓甘温能除大热是也。

——（《本草蒙筌·卷之一·草部上》）

【按语】龙火原代指"相火"（即"肾火"），"龙火反治"本指"引龙雷之火以下安于肾脏"的治法，常用于相火旺盛、心肾不交之证。但此处所指还特函括肺中虚火，上述文字即是陈嘉谟为朱丹溪"龙火反治"说所作的注解、推衍与发挥。

六、利前之药何以不利于后？

【原文】《神农经》中药之灵者，不计千百，何独麋衔、矢醴并著《素问》擅名？滑氏《读钞》亦尝论及，乃曰矢醴、麋衔，治人疾也。岂诚二药，果有过乎诸药之能，以致喋喋赞美之如是耶！盖缘上古之人俗尚质朴，人所病者，多中实邪。二药专攻，正与相对，用每辄效，故录其名。中古以来，咸溺酒色病之，着体虚损居多，药宜补调，难行攻击，由是鸡矢淬酒，无复下咽；麋衔之名，绝不闻耳。正孟子所谓彼一时、此一时故也。不然利前之药，岂有不利于后乎？

——（陈嘉谟《本草蒙筌·卷之二·草部中》）

【按语】"古今药物兴废不同"，随着时代的变迁，历代本草所载药物不断发生着变化，古本草大多数药物被沿袭应用至今，但也有不少早期本草记载的药物，因不为后人所用而逐渐淡出临床运用。陈嘉谟以麋衔、矢醴为例作了具体分析，认为上古、中古之人疾病不同，麋衔、矢醴自然而然就有"用废"之别。其理也就是现在常说的，随着时代的变迁，人类生存环境、生活方式的不断改变，疾病谱相应地发生着变化，治疗用药也随之而发生变化。

七、良药当勿传讹

【原文】通草、通脱木经云：行水专利小肠，且多他证之治。既为良药，当勿传讹。奈何时医每以通草认作别条木通，以通脱木反呼名曰通草。致使市家真伪混卖，误人甚多。殊不知本草立名，各有意寓。通脱木因瓠中藏脱木得之，名竟直述。通草藤茎不甚长大，故以草称。木通系俗指葡萄藤茎，且大且长，特加木字。总曰通者孔窍悉同，行水利肠固并建效，其治他证，虽百木通不能及一通草矣。齐驱并驾，安得谓乎？况木通栽多家园，皮薄坚确，实名葡萄；通草产自山谷，皮厚软柔，实名燕腹；通脱木轻虚洁白，皮木脱除。三者内似外殊，极易分别，名正言顺，何得悖违？只缘坚信耳闻，不复详考经意。错乱颠倒，莫觉其非。医误犹闲，病误深可悯也。

——（陈嘉谟《本草蒙筌·卷之一·草部中》）

【按语】通草、木通、通脱木名实混淆不仅存于今世，早在唐代开始的历代本草记载中，均存在混称混注现象，陈氏对其作了疏理考证。本草"名物训诂"的考证工作极为重要，因本草历史悠久包袱也重，不同时期不同本草对同一品名的药物论述不同，往往各自代表着不同的品种，运用古方治病有必要下一番考证的功夫，理清其来龙去脉。用非所有不仅难以奏效，贻误病情，而且还可能造成医疗事故，进而会轻易地否定祖先通过艰苦探索得出来的宝贵经验和结论。

八、桑寄生求真之难

【原文】木部之中，惟桑寄生最难得。其真者，必须近海桑树，生意郁浓，地暖不蚕，叶无采挦，节间自然生出，缠附桑枝。采得阴干，乃可入药。其诸桃、梅、榆、柳、檫、木解、松、枫等上，间或亦有寄生，不似桑木气厚，假桑之气以为佳尔。故凡风湿作痛之证，古方每用独滑寄生汤煎调，百发百中。今人服之，杳无奏其功者，忌非药不得真之故欤？况古名医用药立方，必以主病者为君，所用川独滑、桑寄生，俱能去风胜湿，以为主药，诚为合宜。奈今卖药之家，因难得真，往往收采杂木寄生，指为桑寄生谋利。种虽同类，气味大殊，且川独滑亦未辨认分明，每用土当归假代。两俱燥性，耗卫败荣，无益有亏，宁不增剧。

——（陈嘉谟《本草蒙筌·卷之四·木部》）

【按语】寄生性植物药材非比寻常。一般药材道地与非道地的差别只是品质优劣、质量高低而已，而寄生植物在生长过程中，会受到寄主物质代谢的影响，寄主不同其寄生植物的成分和药效自然不同。"种虽同类，气味大殊"，甚至大相径庭。如寄生于马桑之上之马桑寄生有剧毒，难怪《本草图经》就曾说"医家非自采不敢用"。古方每用独滑寄生汤治疗风湿作痛，百发百中，今人服之杳无奏其功，其原因就在于"药不得真"。陈嘉谟在此对桑寄生不同寄主作了详细收载，对药商以次充好的危害性作了明确说明，读者应予以重视。

九、艾叶贵远贱近，未必能然

【原文】艾叶，《本经》及诸注释悉云：生于田野，类蒿复道者为佳，未尝以州土拘也。世俗反指此为野艾，至贱视之。端午节临，仅采悬户，辟疫而已。其治病症，遍求蕲州所产独茎、圆叶、背白、有芒者，称为艾之精英。倘有收藏，不吝价买。彼处仕宦，亦每采此。两京送人，重纸包封，以示珍贵。名益传远，四方尽闻。今以形状考之，九牛草者即此。人多不识，并以艾呼。经注明云：气虽艾香，实非艾种。医用作炷，以灸风湿痹疼、劳热积聚。尝获效者，亦因辛窜可以通利关窍而已。谓之全胜真艾，未必能然。大抵人之常情，贵远贱近。泥于习俗，胶固不移。纵有《本经》之文，诸家之注，何尝着一目视，以为真伪之别耶？噫！可胜叹哉！可胜叹哉！

——（陈嘉谟《本草蒙筌·卷之三·草部下》）

【按语】陈嘉谟十分重视用药择地土，是书专列"出产择地土"一节加阐述，同时也注意纠正过偏之见。凡事过犹不及，世俗由于过分偏求"地道"药材，反而导致用药有误。宋《图经本草》（嘉佑本）云："艾叶旧不著所出州土，但云生田野，今处处有之。"陈氏云："世俗反指此为野艾，至贱视之，其治病症，遍求蕲州所产独茎、圆叶、背白、有芒者。"经他考证，此乃九牛草，又名刘寄奴。九牛草虽然也有艾香，但疗效不如艾叶为胜，纠正了时俗的错误认识。

十、白术燥湿生津解

【原文】术虽二种，补脾燥湿，功用皆同。但白者补性多，且有敛汗之效；苍者治性多，惟专发汗之能。凡入剂中，不可代用。然白术既燥，《本经》又谓生津何也？盖脾恶湿，脾湿既胜，则气不得施化，津何由生？故曰：膀胱津液之府，气化出焉。今用白术以燥其湿，则气得周流，而津液亦随气化而生矣。他如茯苓亦系渗湿之药，谓之能生津者，义与此同。

——（陈嘉谟《本草蒙筌·卷之一·草部上》）

【按语】白术味甘性燥，但临床上却常以其用治脾虚湿热伤津之证。看似矛盾，而经陈氏疏通则豁然开朗。现代药理研究已经证明，白术具有利尿、降血糖、抗凝血、强壮等作用。

十一、升麻代犀角以引经，舍此他用岂复能乎?

【原文】仲景《伤寒论》云：瘀血入里，若衄血、吐血者，犀角地黄汤主之。夫犀角乃阳明圣药也。又曰：如无犀角，代以升麻。其犀角、升麻气味大相远隔，何以代云?不过知升麻亦阳明经药，用之以引地黄及诸药同入阳明经尔。舍此他用，岂复能乎?

——（陈嘉谟《本草蒙筌·卷之一·草部上》）

【按语】升麻代犀角之用始于仲景，宋代名医朱肱倡言其说，他在论述犀牛地黄汤时明确地说："若无犀角，以升麻代之。"明代张景岳《本草正》认为："仲景云：如无犀角，以升麻代之者，正以此两物俱入阳明，功皆升散，今人莫得其解，每致疑词，是但知犀角之解心热，而不知犀角之能升散，尤峻速于升麻也。"但从《神农本草经》《名医别录》而至《本草图经》，宋以前的本草没有片字只语提及升麻有升散作用，直至金元四家之一张元素始言升麻"其叶似麻，其性上升故名"，金元另一位大医李东垣创补中益气汤，取升麻升清之长以辅佐主药。作为明代的医药学家，陈嘉谟能根据张元素引经报使学说加以推衍发明，指出"升麻亦阳明经药，用之以引地黄及诸药同入阳明经尔"，为后世从归经、功用两方面阐明其代用原理奠定了基础。

十二、贝母不可代半夏

【原文】世俗多以半夏有毒，弃而不用，每取贝母代之。殊不知贝母乃太阴肺经之药，半夏乃太阴脾、阳明胃经之药，何得而相代耶?且夫咳嗽吐痰、虚劳吐血咯血、痰中见血、咽痛喉闭、肺痈肺痿、妇人乳难痈疽及诸郁证，此皆贝母为向导也。半夏乃为禁用。若涎者，脾之液也。美味膏粱、炙煿大料，皆生脾胃湿热。故涎化稠粘为痰，久则生火，痰火上攻，故令昏懵不省人事，口噤偏废，僵仆蹇涩不语，生死旦夕。自非半夏、南星曷可治乎?若以贝母代之，则束手待毙矣。

——（陈嘉谟《本草蒙筌·卷之二·草部中》）

【按语】半夏系天南星科植物半夏的块茎，含挥发油、脂肪、淀粉、烟碱、黏液质、天门冬氨酸、谷氨酸、精氯酸、β-氨基酸丁酸、谷甾醇等成分，具有止吐、镇咳祛痰等作用；贝母系百合科植物多种贝母的鳞茎，主要成分为生物碱，具有降血压、促进子宫收缩等药理作用。从来源、成分和药理作用来分析，两者风马牛不相及。

十三、瞑眩之药，有待善用

【原文】故凡瞑眩之药，圣人安得因之而便废耶?亦必存之以待善用。今夫防己闻其臭则可恶，下咽则令身心烦乱，饮食减少，药之瞑眩，诚为拙拙。至于通行十二经，以去湿热壅塞肿疼，反治下注脚气，除膀胱积热而庇其基，则非此不可，诚为行经之仙药也。然虽药方之能，亦在人善用而不错尔。复有不可用者数端，今悉举陈使知警省。如饮食劳倦，阴虚内热，元气、谷气已亏之病，而以防己泻去大便，则重亡其血，此不可用一也；如大渴引饮，是热在下焦气分，宜渗泻之，其防己乃下焦血药，此不可用二也；如外感风寒，邪传肺经，气分湿热而小便黄赤，甚至不通，此上焦气病，禁用血药，此不可用三也；若人久病，津液不行，上焦虚渴，宜补以人参、葛根之甘温，倘用苦寒之剂，则促危亡，此不可用四也。仍不止如此，但上焦湿热者皆不可用。若系下焦热流入十二经，以至二阴不通，必须审用可也。学者宜并览之。

——（陈嘉谟《本草蒙筌·卷之二·草部中》）

【按语】"瞑眩"原为昏眩糊涂之意，语出《尚书·说命·上》"药不瞑眩，厥疾弗瘳"，其意指患者服药后若不产生昏眩糊涂等反应，则顽证痼疾很难奏效。关于防己，金元四家之一李东垣有"此瞑眩之药也，故圣人存而不废"之论，陈嘉谟在充分肯定防己之类"瞑眩之药""存而不废"的同时，却又反复强调"存之以待善用"，并就防己一药列出"不可用者数端"，谆谆告诫，其欲何为？一为"瞑眩"不循常规，突然发生，因人而异，难以预知，症情激剧，反应多样，不惟病家恐慌，医家也疑惑难释、殊难把握。本属药中病所、正气冲击病灶之佳兆，如改弦易辙、调方易药，往往会失去立起沉疴之良机。二为"瞑眩，溃乱也"（《书学正韵》），"瞑眩"反应与毒副作用并没有根本的区别，没有足够的把握万不可草率行事，故陈氏反复要求瞑眩之药"在人善用而不错"。

十四、芎藭单服久服走散真气

【原文】芎藭不宜单服久服，犯则走散真气，令人暴亡，毋乃因其气味辛温、辛甘发散之过，丹溪尝此示人也。又古一妇人感患头风，服芎半年，一旦暴死，亦载经注，垂戒叮咛。迹此观之，芎散之祸，信弗轻矣。故今明医，每用四物汤，治虚怯劳伤，减去其芎，亦鉴此辙。奈何乡落愚民，罔明药性，时采土芎煎茶，谓啜香美。体气稍实，侥幸无虞，倘涉虚羸，鲜不蒙其祸者。惟归天命，果真天作孽耶？抑自作孽耶？

——（陈嘉谟《本草蒙筌·卷之二·草部中》）

【按语】"头痛不离川芎"，川芎是一味常用中医，始载《神农本草经》，列为上品。所谓上品，"无毒，多服久服不伤人"也。针对此论，元代王好古《汤液体本草》载有："《本草衍义》（北宋寇宗奭著）：若单服既久，则走散真气"；金元四大家之一、养阴派的朱丹溪持有"久服能致暴亡"之论，后世诸多本草竞相收载。陈氏《本草蒙筌》中收载后，进一步针对乡民以其煎茶代饮的风俗，引用本草经典、举今明医之经验谆谆告诫。

十五、黄连久服反从火化

【原文】苦先入心，火必就燥。黄连苦燥，乃入心经。虽云泻心，实泻脾脏，为子能令母实，实则泻其子也。但久服之，反从火化。愈觉发热，不知有寒。故其功效惟初病气实热盛者，服之最良，而久病气虚发热，服之又反助其火也。

——（陈嘉谟《本草蒙筌·卷之二·草部中》）

【按语】《神农本草经》将黄连列为上品，有"味苦寒，主热""久服令人不忘"的记载。陈氏则针对《神农本草经》"久服令人不忘"之说，提出了"久服之，反从火化"之诫，认为"其功效惟初病气实热盛者，服之最良"，所谓"有是证用是药也"；而"久病气虚发热，服之又反助其火也"，此即《素问》所谓"病热者寒之而热"之症也。尽管偏重于告诫"黄连不可久服"，但并不全盘否定和排斥黄连的使用，而是强调用药有度、中病即止，显然是中肯而公允的，对临床更具有实际指导意义。至于明清的温病学家如吴有可、吴鞠通等，多执"苦燥伤阴"之论，而以慎用黄连、大黄等相告诫，则另当别论。

十六、仲景白虎汤证虽有言"寒"，然岂可因其辞而害其意乎？

【原文】经云：胸中有寒者瓜蒂散，表热里寒者白虎汤。瓜蒂、知母味皆苦寒，何谓治胸中寒也？曰：读者当逆识之，如言乱臣十人，乱当作治。仲景言寒，举其效言之，热在其中矣。若果为寒，安得复用苦寒之剂？且白虎汤证，脉尺寸俱长，其热明矣。岂可因其辞而害其意乎？

——（陈嘉谟《本草蒙筌·卷之一·草部上》）

【按语】白虎汤本为阳明热盛而立，所谓白虎，有虎啸生风、驱风退热、清热于里之妙，与《伤寒论》350条文"伤寒脉滑而厥者，里有热也，白虎汤主之"互参，其义明矣。

思考题

1.陈嘉谟在药物产地、鉴别、炮制和运用等方面有哪些精辟之论？
2.简述陈嘉谟"制造资水火"中药炮制学说的核心思想和主要内容。
3.点明一二种陈嘉谟通过具体药物的论述所体现出来的独到药学见解。

第十一节　吴　崑

吴崑（1552—1620），字山甫，号鹤皋，又号参黄子。明嘉靖、万历间，歙县澄塘人。曾游三吴，赴浙江，历荆襄，抵燕赵，访有道之名师，医学大进，以医活人无数。著有《黄帝内经素问吴注》《医方考》《脉语》《针方六集》，今均存世。针灸与中药是中医治疗的重要手段，但由于种种原因，人们往往重方药而轻针灸。吴崑在深入研究《内经》的基础上，对针灸与中药两种疗法进行比较。本节选其《针方六集》相关原文作为学习内容，要求理解掌握吴氏"针药二途，理无二致"的学术观点。

一、通圣散之治风热，可与五十九刺争美

【原文】刘完素用药，以火热立论，其主通圣散一方，以治风热，甚为周匝无间。方内用防风、麻黄以解表，风热之在皮肤者，得之由汗而泄；用荆芥、薄荷以清上，风热之在巅顶者，得之由鼻而泄；大黄、芒硝，通利药也，风热之在肠胃者，得之由后而泄；滑石、栀子，水道药也，风热之在决渎者，得之由溺而泄；热淫于膈，肺胃受邪，石膏、桔

梗，清肺胃也；而连翘、黄芩，又所以却诸经之游火；热伤于血，阴脏失荣，川芎、归芍，益阴血也；而甘草、白术，又所以和胃气而调中。人知刘守真长于治热如此，而不知其得之《素问》五十九刺者深也。《刺热论》曰：头上五行行五者，以越诸阳之热逆也。大杼、膺俞、缺盆、风门，此八者以泻胸中之热也；气冲、三里、巨虚、上下廉，此八者以泻胃中之热也；云门、髃骨、委中、髓空，此八者以泻四肢之热也。凡此五十九穴者，皆热之左右也。上古刺热病之方，如此周悉，刘守真立通圣散一方，实与五十九刺争美，无亦私淑其旨而得之深乎？不然，何若符节之相契也。

——（吴崑《针方六集·旁通集》）

【按语】针药治理相同。通圣散一方可以泻火通便，其治风热，可以使热从汗而泄，从鼻而泄，从大小便而泄。《素问·水热论》中岐伯曰："头上五行行五者，以越诸阳之热逆也。大杼、膺俞、缺盆、背俞，此八者，以泻四肢之热也，五脏俞傍五，此十者，以泻五脏之热也。"由此可知，"热俞五十九穴"可使胸中热、胃中热、四肢之热等各从其穴而泄。吴氏认为，刘完素所立通圣散治疗风热之疾，意当从此五十九刺所出，是其领悟了其中之奥妙而得此法。

二、后溪、申脉四穴并刺尽表邪，效如桂枝、麻黄、葛根、大小青龙诸方

【原文】药家有问病发药者，刺家问病施针，亦其事也。有如病人脊强反折，奇经督脉为病也。病人头如破，目似脱，项如拔，脊如僵，腰似折，髀不可以曲，腘如结，腨似裂，足小指不用，目黄泪出，衄血身热，足太阳膀胱经受病也。病人阴缓而阳急，奇经阳跷为病也。病人嗌痛而颔肿，不可回顾，肩似拔，臑肘似折，耳聋，目黄，颊肿，颈颔肩臑肘臂外后廉皆痛，手小指不用，手太阳小肠经受病也。此四经受病，不问风寒暑湿燥火，杂揉相协，揆之八法，宜刺后溪、申脉。以后溪二穴，手太阳所发，通乎督脉；申脉二穴，足太阳所发，通乎阳跷。四穴并刺，上下交通，四经所过者，无不去之疾。吾常例之于麻黄、桂枝、葛根、青龙，信之不虚矣。

——（吴崑《针方六集·旁通集·揆八法》）

【按语】吴氏认为：后溪、申脉左右"四穴主手足太阳二经诸疾，针气一行，大汗如注，则表邪尽去。例之汤液，则桂枝、麻黄、葛根、大小青龙诸方之旨也"，并认为在运用中要根据病证不同，分主客穴，即如麻黄、桂枝、葛根之类分君臣佐使一样。

思考题

    1.为什么说"针药二途，理无二致"？

    2.你如何理解"通圣散之治风热，可与五十九刺争美"？

第十二节　吴亦鼎

　　吴亦鼎，名砚丞，清道光、咸丰年间，歙县人。著有《麻疹备要方论》1卷、《神灸经纶》4卷。由于"针之手法未可以言传，灸之穴法尚可以度识"，故其著《神灸经纶》专论灸法，从论述灸法出发，"由灸而知针，由针而知道，绍先圣之渊源，补汤液所不及"。强调"灸病必先候脉辨证"及灸能"温暖经络，宣通气血，使逆者得顺，滞者得行"的道理。本节学习内容节选《神灸经纶》部分原文，要求熟悉吴氏的灸疗特色。

一、汤液用柔而取效可缓，针灸用刚而得失易见

　　【原文】惜近世医流，学焉者寡，治针者百无一二，治灸者十无二三，惟汤液之治，比比皆然。是岂汤液易而针灸难欤？非也。凡人受天地之气以生，莫不具有经络脏腑，其中病也，或在经在络，入腑入脏，则必待明经络脏腑者，方可以去病，岂为汤液者可舍经络脏腑而别为治乎！吾知必无是理也。然则何为治此者多而习彼者寡？盖以汤液之治，易于藏拙，其用柔而取效可缓，即彼读汤头，记本草者，遂可以医名。若夫针灸之治，苟不明经络俞穴，无从下手，且其用刚而得失易见，人之不乐为此而乐为彼者，由此故也。不知针灸汤液，其为用不同而为医则一也。独是用针之要，先重手法，手法不调，不可以言针，灸法亦与针并重，而其要在审穴，审得其穴，立可起死回生。所以古人合而言之，分而用之，务期于中病而已矣。是编置针言灸非以针难而灸易，以针之手法，未可以言传，灸之穴法，尚可以度识也。苟能精意讲求，由灸而知针，由针而知道，绍先圣之渊源，补汤液所不及，其功效岂浅鲜哉！爰命孙云路，草订成编，以为家藏备要云尔。

　　　　　　　　　　　　　　　　——（吴亦鼎《神灸经纶·引言》）

　　【按语】曹炳章于《中国医学大成总目提要》指出："亦鼎先生之从灸略针，与西方子、王焘可称鼎足为三，先后媲美。"论对灸疗的贡献，吴氏可与西方子和王焘相比肩，但亦鼎不属重灸派，他认为"用针之要，先重手法，手法不调，不可以言针，灸法亦与针并重，而其要在审穴，审得其穴，立可起死回生。所以古人合而言之，分而用之"，并强调著此书是希望"由灸而知针，由针而知道，绍先圣之渊源，补汤液所不及"。

二、火无体，因物以为体

　　【原文】灸法下火，宜用阳燧，火珠承日，取太阳之火，其次用线香火，或麻油灯、蜡烛火，以艾茎烧点于炷，艾润灸疮，至愈不痛也。其戛金击石，钻燧入木之火，皆不可用。邵子云：火无体，因物以为体。金石火伤神多汗，桑火伤肌肉，柘火伤气脉，枣火伤肉吐血，橘火伤营卫经络，榆火伤骨失志，竹火伤筋损目。《南齐书》载：武帝时有沙门从北齐赍赤火来，其火赤于常火而小，云以疗疾，贵贱争取之，灸至七炷多验。吴兴杨道庆，虚疾二十年，灸之即瘥，咸称为圣火，诏禁之不止，不知此火何物之火也。故灸病下火，最宜选慎。若急卒惊惶，取用竹木之火。非徒无益，而反有损。人以为灸无功效，而不知用火之过误也。

　　　　　　　　　　　　　　　　——（吴亦鼎《神灸经纶·卷一·下火》）

【按语】灸法是温热疗法，与火关系密切。古人最早可能采用树枝、柴草取火，熏、熨、灼、烫以消除病痛，以后又尝试用桑木火、柘木火、枣木火、榆木火、竹木火等，最终逐渐以艾叶为主要灸料。因为艾叶气味芳香，辛温味苦，容易燃烧，火力温和。吴亦鼎的"火无体，因物以为体"就是总结性地强调了施灸材料选择的重要性。

三、灸后"五养说"解

【原文】灸后气血宣通，必须避风寒、节饮食、慎起居、戒恼怒，平心静气，以养正祛邪。《寿世青编》有五养说，可以却病延年。

一在养心，心者万法之宗，一身之主，生死之本，善恶之源，与天地相通，为神明之主宰，而病否之所由系也。盖一念萌动于中，六识流转于外，不趋乎善，则五内颠倒，大疾缠身。若夫达士则不然，一心澄湛，万祸消除。老子曰：夫神好清，而心扰之人，心好静而欲牵之，常能遣其欲而心自静，澄其心而神自清，自然六欲不生，三毒消灭。孟子曰：养心莫善于寡欲，所以妄想成病，神仙莫医。正心之人，鬼神亦惮，养与不养故也。目无妄视，耳无妄听，口无妄言，心无妄动，贪嗔痴爱，是非人我，一切放下，未事不可先迎，遇事不宜过扰，既事不可留住，听其来去，应以自然。忿怒恐惧，好乐忧患，皆得其正，此养心之法也。

一在养肝，肝者魂之处也。其窍在目，其位在震，主春生发动之令也。然木能动风，故经曰：诸风掉眩，皆属于肝。又曰：阳气者，烦劳则张，精绝辟积于夏，使人煎厥。春气方升而烦劳太过，则气张于外，精绝于内，春令邪辟之气积，久不散至夏，则火旺而真阴如煎，火炎而虚气逆上，故曰：煎厥。又曰：肝气失治，善怒者，名曰煎厥。戒怒养阳，使生生之气，相生于无穷。又曰：大怒则形气绝，而血菀于上，使人薄厥，菀结也。怒气伤肝，肝为血海，怒则气上，气逆则绝，所以血菀上焦，相迫曰薄，气逆曰厥，气血俱乱故为薄厥。积于上，势必厥而吐也。薄厥者，气血之多而盛者也。所以肝藏血，和则体泽，衰则枯槁。故养肝之要，在于戒忿怒，是摄生之第一法也。

一在养脾，脾者后天之本，人身之仓廪也。脾应中宫之土，土为万物之母，如婴儿初生，一日不再食则饥，七日不食则肠胃涸绝而死。经曰：安谷则昌，绝谷则亡。盖谷气入胃，滋陈六腑而气至，和调五脏而血生，人之所资以为本者也。然土恶湿而喜燥，饮不可过，过则湿重而不健，食不可过，过则壅滞而难化，病由是生矣。故饮食所以养生，而食无厌亦能害生。论曰：谷气胜元气，其人肥而不寿，养生之术，常令谷食气少则病不生，谷气且然，矧五味餍饫，为五内害乎，甚而广搜珍，错争尚新奇，恐其性味良毒与人脏腑宜忌尤未可晓。故西方大法使人戒杀茹素，本无异道，人能戒杀，则性慈而善念举，茹素则心清而肠胃浓，无嗔无贪，邪淫不犯，此养脾在于节食，不可不知。

一在养肺，肺者脏之长也，心之华盖也。其藏魄，其主气，统领一身之气者也。经曰：有所失亡，所求不得，则发肺鸣。鸣则肺热叶焦，充之则耐寒暑，伤之则百邪易侵，随事瘈矣。故怒则气上，喜则气缓，悲则气消，恐则气下，惊则气乱，劳则气耗，思则气结，七情之害，皆气主之也。直养无害而后得其浩然之正，与天地相通，与道义相配，先王以至日，闭关养其微也。慎言语，节饮食，防其耗也。气之消息大矣哉。

一在养肾，肾者先天之本，藏精与志之宅也。仙经曰：借问如何，是元牝婴儿初生先两肾。又曰：元牝之门是为天地根。是故人未有此，身先生两肾，盖婴儿未成，先结胞胎，其象中空，一茎透起，形如莲蕊，一茎即脐带也。莲蕊即两肾也。为五脏六腑之本，十二脉之根，呼吸之主，三焦之原，人资以为始。岂非天地之根乎，而命寓焉者。故又曰：命门天一生水，故曰坎水。夫人欲念一起，炽若炎火，水火相克，则水热火寒，而灵台之焰藉此以灭矣，使水先衰，枯涸而木无所养，则肝病火炎，则土燥而脾败，脾败则肺金无资，咳嗽之症成矣。所谓五行受伤，大本已去，欲求长生，岂可得乎。庄子曰：人之大可畏者，不知所戒也。养生之要，首先寡欲，嗟乎，元气有限，情欲无穷，《内经》曰：以酒为浆，以欲为常，醉以入房，以竭其精，此当戒也。然人之有欲，如木之有蠹，蠹甚则木折，欲炽则身亡。仙经曰：无劳尔神，无摇尔精，无使尔思虑营营，可以长生，智者鉴之。

——（吴亦鼎《神灸经纶·卷之一·灸后调养》）

【按语】无病养生，病后调养，灸后亦需调养。本文以五养之说为题加以阐发，重申灸后调养之法的重要性。灸后调养重在五养——养五脏也。然五脏各有所主、各有所藏、各有所生、各有所志、各有所窍，故各有所养。

1. "灸病必先候脉辨证"的临床意义是什么？
2. 谈谈《神灸经纶》的著述特点。

第十三节 王国瑞

王国瑞，字瑞庵，元末婺源人，撰《扁鹊神应针灸玉龙经》1卷，"其所以托名扁鹊者，重其道而神其书也。名曰玉龙者，盖以玉为天地之精，龙之神变极灵，此书之妙用，亦犹是也。"首载120穴《玉龙歌》，开单穴治疗急、重、疑、难病症之先河。本节内容是节选《扁鹊神应针灸玉龙经》部分特色单穴治病原文，要求熟悉王氏的针灸临床特色。

一、中风不语宜急灸

【原文】中风不语最难医，顶门发际亦堪施。百会穴中明补泻，实时苏醒免灾危。

顶门：即囟会穴。上星后一寸。禁不可刺，灸七壮，针泻之。

百会：顶中央旋毛中，取眉间印堂至发际折中是穴。针一分许。中风，先补后泻，多补少泻。灸七壮，无补。

——（王国瑞《扁鹊神应针灸玉龙经·一百二十穴玉龙歌·中风》）

【按语】"中风不语"其意有二，一者中风昏仆时不语，一者中风后神清不语，结合上下文，此属前者，系本病之重要症候。历代医家多有论述，有针有灸，此文所述治疗就简驭繁，在提出本症疑难重急的同时，对治疗方案及预后（实时苏醒免灾危）作出了明确的论断。

二、头项强痛寻承浆

【原文】项强兼头四顾难，牙疼并作不能宽。先向承浆明补泻，后针风府实时安。

承浆：在唇下宛宛中。直针三分，可灸七壮，泻之。

风府：在项后入发际一寸，两筋间，言语则起，不言语则陷下处是穴。针三分，不可深，深则令人哑噤。

——（王国瑞《扁鹊神应针灸玉龙经·一百二十穴玉龙歌·头项强痛》）

三、上星一穴治鼻渊

【原文】鼻流清涕名鼻渊，先泻后补疾可痊。若更头风并眼痛，上星一穴刺无偏。

上星：在发际一寸半，取穴以手掌后横纹按鼻尖，中指头尽处是穴。直针三分，灸七壮。鼻渊则补，不闻香臭则泻。应太渊穴，见后痰嗽歌。

——（王国瑞《扁鹊神应针灸玉龙经·一百二十穴玉龙歌·鼻渊》）

【按语】上星，督脉经穴，可行气活血以清利鼻窍而治标。临床治鼻渊也多配其他经穴，《类经图翼》十一卷载："鼻渊，上星、曲差、印堂、风门、合谷。"《针灸逢源》卷五载："鼻渊又名脑漏……上星、风府、曲差、人中、合谷。"

四、神门独治痴呆病

【原文】痴呆一症少精神，不识尊卑最苦人。神门独治痴呆病，转手骨开得穴真。神门：在手掌后，高骨陷中。针入三分，灸七壮。应后溪穴。

——（王国瑞《扁鹊神应针灸玉龙经·一百二十穴玉龙歌·痴呆》）

【按语】神门乃手少阴心经的输穴、原穴，五行属土，而心主血脉，藏神，故神门穴可益智明聪，醒神开窍，宁心清热。《针灸大成》载："发狂登高而歌，弃衣而走：神门、后溪、冲阳。"

五、痰嗽喘急当针列缺而灸太渊

【原文】咳嗽喘急及寒痰，须从列缺用针看。太渊亦泻肺家疾，此穴仍宜灸更安。

列缺：在大指直上，叉手中（应为食指）指尽处是穴。针入三分，横针向臂，泻之。

太渊：在掌后陷中三分。泻之。

——（王国瑞《扁鹊神应针灸玉龙经·一百二十穴玉龙歌·痰嗽喘急》）

六、伤风不解针肺俞

【原文】伤风不解咳频频，久不医之劳病终。咳嗽须针肺俞穴，痰多必用刺丰隆。

肺俞：在第三椎下，两旁各一寸半宛宛中。灸三壮。

丰隆：在足腕解溪上八寸。直针二分半，看虚实补泻，灸二七壮。

——（王国瑞《扁鹊神应针灸玉龙经·一百二十穴玉龙歌·伤风》）

七、大陵清凉口气清

【原文】口气由来最可憎，只因用意苦劳神。太陵穴共人中泻，心脏清凉口气清。

太陵：在掌后横纹中。针三分，泻之。

人中：在鼻下三分陷中。针三分，直针向上。

——（王国瑞《扁鹊神应针灸玉龙经·一百二十穴玉龙歌·口气》）

八、心惊鬼交心俞求

【原文】胆寒先是怕心惊，白浊遗精苦莫禁。夜梦鬼交心俞泻，白环俞穴一般针。

心俞：在背五椎两旁一寸半，沿皮向外一寸半。灸七壮，不可多；先补后泻，亦不宜多补。

白环俞：在二十一椎两旁一寸半。直针一寸半，灸五十壮。夜梦鬼交，妇人白浊，宜补多。

——（王国瑞《扁鹊神应针灸玉龙经·一百二十穴玉龙歌·胆寒心惊鬼交白浊》）

九、腰脊强痛取二中

【原文】脊膂强痛泻人中，挫闪腰疼亦可针。委中亦是腰疼穴，任君取用两相通。

人中：即水沟穴，在鼻下三分衔水突起处是穴。针三分，向上些，少泻无补，法灸七壮。

委中：在膝后腘文动脉中。针一寸，见血即愈。

——（王国瑞《扁鹊神应针灸玉龙经·一百二十穴玉龙歌·腰脊强痛》）

1.为什么中风不语要急灸百会？

2.请总结王国瑞单穴治病特点。

第十四节 徐春甫

徐春甫（1520—1596），字汝元（或作汝源），号思鹤、东皋，祁门人。医名卓著，寓居京师，授太医院医官（吏目）。于1556年编写成医学巨著《古今医统大全》100卷，内容包括《内经》经旨、历代医家传略、各家医论、脉法、运气、经络、针灸、本草、养生、历代医案、验方等，采撷了明嘉靖以前历代医籍史料达496种，内容极为丰富。本节选取了《古今医统大全》中徐氏在养生治未病方面的几则精辟论说和具体方法要点的介绍作为学习内容，要求掌握徐春甫的主要医学成就和医事活动，熟悉徐春甫养生治未病学说的一些基本观点，了解徐春甫在饮食、导引等方面的具体方法和要诀。

一、"无物而非药"论

【原文】盈天地间，无物而非药，亦无适而非医；故药者，非徒泥药之为药，亦非徒泥于市肆而求之。家园玩植、花卉、菜果莫不为之药焉。《素问》曰：静则神全。《史记》曰：苦，言药也。即起居言语，亦莫不为之药焉。予故图花药园亭，及集仁道、杂著之类以辅《医统》，庶为一隅之举，而有见于医药之左者，又所以却病养生，则无适而非医药随在，而各充其用也。园亭玩适，则有花卉之药也；饥饱适宜者，则有饮食之药也；嗜欲中节，则有起居之药也；寒温通所，则有衣服之药也；至论清谈，则有言语之药也；人事交接，则有杂著之药也。春甫之所以集附十篇，亦未必无小补云尔。

——（徐春甫《古今医统大全·通用诸方·药品类第一》）

【按语】"万物无一物而非药"的思想源自西域印度。东汉时期西域佛学东传，至隋唐而盛极一时，印度之医学也随之而输入中国。唐代孙思邈《千金翼方·卷一》载："天竺大医耆婆云：天下物类皆是灵药，万物之中，无一物而非药者，斯乃大医也。"徐春甫则更进一步、更深一层，不仅仅局限在物质层面，而是推而论之，融儒释道于医药学中，赋予其更深的中华人文内涵，论药及医，由治病延伸到养生，由物质推衍至精神，休养生息、饮食起居、言语清谈、人事交接，均可怡情移性、陶冶性灵，也无一不为之药也，充实、丰富和发展了"万物皆药"的思想。

二、花药园记

【原文】今世士大夫人家，多植花卉。其中杂植药品，仓卒可以救人，何等方便。如葵花可以催生止痢；菊花可以明目清心；罂粟可以止泻宁嗽；芙蓉可以消毒溃坚。诸如此类，不可胜记。凡园中与花卉并植，一则可以清玩，次则可以捐疴。急救博施，惠而不费，济人利物，不亦仁乎！春甫记。

——（徐春甫《古今医统大全·通用诸方·药品类第一》）

【按语】徐春甫所描绘的药用、观赏兼备的花园，是令人向往的，当今农村发展庭院经济似可借鉴。各家各户可以因地制宜种植一些药用植物，日常作为观赏，仓促可以应急，既可发挥花木清玩解人、怡情解性之效，又可发挥花药救病捐疴之工，不过有一点要注意，罂粟、芙蓉不仅是药物也是毒品，国家现行法律已明令禁止私自种植。

三、"慎疾慎医"论

【原文】春甫曰：圣人治未病不治已病，非谓已病而不治，亦非谓已病而不能治也。盖谓治未病，在谨厥[1]始防厥[1]微以治之，则成功多而受害少也。惟治于始微之际，则不至于已著而后治之，亦自无已病而后治也。今人治已病不治未病，盖谓病形未著，不加慎防，直待病势已著，而后求医以治之，则其微之不谨，以至于著，斯可见矣。

圣人起居动履，罔不摄养有方。间有几微隐晦之疾，必加意以防之，用药以治之。圣人之治未病不治已病有如此。《论语》曰：子之所慎，齐[2]、疾、战。释云：齐，所以交神明，诚至而神格；疾，为身之生死所关；战，为国家存亡所系。然此三慎诚为最大，而疾与乎其中，得非以身为至重耶？康子馈药，则曰：未达，不尝。可见圣人慎疾慎医之心至且尽矣。世之人非惟不知治未病，及至已病，尚不知谨，始初微略，恣意无忌，酿成大患，方急而求医，曾不加择，惟以其风闻，或凭其吹荐，委之狂愚，卒以自坏。皆其平日慢不究心于医，至于仓卒，不暇择请。殊不知医药人人所必用，虽圣人有所不免。顾在平昔讲求，稔知[3]某为明医，偶有微疾，则速求之以药，治如反掌。譬能曲突徙薪[4]，岂有焦头烂额之诮[5]？丹溪论之，固亦详矣。甫之肤见，尤有未悉之意焉。续貂[6]之诮，诚所不免。有志养生者，扩而充之，亦未必无小补云。

——（徐春甫《古今医统·翼医通考·补遗·慎疾慎医》）

【注释】

[1] 厥：代词，其，指疾病。

[2] 齐：通斋，斋戒。古人在祭祀前或举行典礼前要沐浴更衣，不吃荤，不饮酒，清心洁身，以示虔诚敬畏。

[3] 稔（rěn）知：稔，素常。稔知，犹素知。

[4] 曲突徙薪：预防火灾，即将直的烟囱改成弯的，搬开灶旁柴禾。这里比喻先采取措施，防患于未然。

[5] 诮（qiào）：嘲笑，讥刺。

[6] 续貂：谓续加的东西不如原来的好，含有自谦之意。

【按语】"慎疾慎医"是徐春甫对《内经》"治未病"思想的发挥，其重在"慎医"。生命至贵，贵在平日养和，留心医药。一旦患疾，即可有目的地选择就医，不至酿成大患。早在东汉时期张仲景就已经谴责了那些愚昧之徒："怪当今居世之士，曾不留神医药……卒然遭邪风之气，婴非常之疾，患及祸至，而方震栗，降志屈节，钦望巫祝，告穷归天，束手受败。赍百年之寿命，持至贵之重器，委付凡医，恣其所措。"将"慎医"作为"治未病"的一个方面，足见徐氏真正理解了《内经》理论的精髓。

四、养老之道，食必忌杂

【原文】养老之道，食必忌杂，杂则五味相挠，食之作患，是以食取鲜之，务令简少。饮食当令节俭，若贪味伤多，老人肠胃皮薄，多则不消，膨胀短气必致霍乱。夏至以后，秋分以前，勿进肥浓美膬[1]酥油酪等，则无他矣。夫老人所以多疾者，皆因少时春夏取凉过多，饮食太冷，故其鱼鲙、生菜生肉腥冷物，多损于人，宜当断之。惟奶酪酥蜜，常宜温而食之，此大利益老年。虽然，卒多食之，亦令人腹胀泄痢。人年五十始衰，脾胃虚薄，食饮不多，易饥易饱，不得日限三餐，察其情而渐加之。人年七十以后，血气虚惫，全赖饮食扶持，且脾胃渐弱，容受渐少，随饱又饥，故须夜间饮食亦不可缺，若干糕、熟枣、面粟之类，常置卧侧，砂铫[2]铜罐常在炉边，庶不有失。老人吃食大要十分软烂，易得消化，醇酒每进数杯，助其血气，不得过多。若生冷硬物、酸老之酒切莫近之，恐乘快进用，致有后悔。吾先封君，享年八十有九，上食曾经知之。

——（徐春甫《古今医统大全·老老余编·饮食编》）

【注释】

[1] 膗（chuái）：干肉。

[2] 铫（diào）：一种有柄有嘴的小锅。

【按语】徐春甫作为御医，能看到大批珍贵医籍，他精研唐宋以来包括孙思邈、朱丹溪等医家的饮食著作，将有关饮食的名言警句加以辑录、评论和介绍，并提出了自己的见解。

五、治年高之人疾患，不能将同年少

【原文】少壮既往，岁不我与。孔子曰：及其老也，血气既衰，戒之在得。盖因马念车，因车念盖。未得之，虑得之；既得之，虑失之。赵趄[1]嗫嚅[2]而未决，寱寐惊悸而不安。夫二五之精，妙合而凝，两肾中间，白膜之内，一点动气，大如箸[3]头，鼓舞变化，开阖周身，熏蒸三焦，消化水谷，外御六淫，内当万虑，昼夜无停，八面受攻。由是神随物化，气逐神消，荣卫告衰，七窍反常，啼号无泪，笑如雨流，鼻不嚏而出涕，耳无声而蝉鸣。吃食口干，寐则涎溢。溲不利而自遗，便不通而或泄。由是真阴妄行，脉络疏涩。昼则对人瞌睡，夜则独卧惺惺。故使之导引，按摩以通彻滞固，漱津咽液以灌溉焦枯。若扣齿集神而不能敛念，一曝十寒，而徒延岁月。虽云老者非肉不饱，肥则生风；非帛不暖，暖则多淫。侥幸补药者，如油尽剔灯，焰高而速灭。

——《古今医统大全·老老余编·论衰老》

常见世人治年高之人疾患，将同年少，乱投汤药，妄行针灸，以攻其疾，务欲速愈。殊不知上寿之人，血气已衰，精神减耗，危若风烛，百病易攻。至于视听不至聪明，手足举动不随，其身体劳倦，头目昏眩，风气不顺，宿疾时发，或秘或泄，或冷或热，此皆老人之常态也。不顺治之，紧用针药，务求痊瘥，往往因此别致危殆。且攻病之药，或吐或汗，或解或利。缘衰老之人不同年少真气壮盛，虽汗吐转利，未至危困。其老弱之人若汗之，则阳气泄；吐之，则胃气逆；泻之，则阳气脱，立致不虞。此养老之大忌也。大抵老人药饵止是扶持之法，只可用温平顺气，进食补虚中和之药，不可用市肆赎卖，他人惠送，不知方味，及狼虎之药，与之服饵。切宜审详，若有宿疾，或时发动，则随疾势用中和汤药调治，顺三朝五日自然无事。然后调停饮食，依食疗之法随食性变馔[4]，此最为良法也。

老人肾虚，膀胱气弱，夜多小水，此盖肾水虚而火不下，故足痿。心火上乘肺而不入脬胞[5]，故夜多小水。若峻补之，火益上行，脬亦寒矣。老人脏腑结，大便秘，可频吃猪羊血或葵菜血脏羹，皆能疏利。老人常服芝麻汤及杏仁汤，又嚼麻子，俱能润利。

——《古今医统大全·老老余编·服药例》（徐春甫《古今医统大全·老老余编》）

【注释】

[1] 趑趄(zī jū)：行走困难，引为想前进又不敢前进，形容疑惧不决，犹豫观望之态。

[2] 嗫嚅(niè rú)：想说而又吞吞吐吐不敢说出来。

[3] 箸(zhù)：筷子。

[4] 馔(zhuàn)：饮食，食物。

[5] 脬胞：膀胱。

【按语】 人到老年，机体会出现生理功能及形态学方面的退行性变化。生理特点表现为脏腑、气血、精神等生理机能的自然衰退，机体调控阴阳协和的稳定性降低。"气逐神消，荣卫告衰"，各方面机能与年轻时相比均有所下降。脏腑、经络不能发挥正常的生理机能，气血津液化源匮乏，导致其他脏腑的虚衰诸如皮肤与毛发的改变，气化减弱，形体衰败，心脉变化，脾胃虚弱，诸窍不利，衰老伴随而至。徐氏强调"治年高之人疾患，不能将同年少"说，指出治疗老年疾病，只可用温平顺气，进食补虚中和之药，随疾势调治，而食疗之法是治疗老年疾病的最佳良法。

六、释"六字气诀"功法

【原文】《道藏》[1]有《玉轴经》[2]，言五脏六腑之气，因五味熏灼不和，六欲七情积久生疾，内伤脏腑，外攻九窍，以至百骸受病，轻则痌癖[3]，甚则盲废，又重则丧凶。故太上悯之，以六字气诀治五脏六腑之病。其法以呼而自泻出脏腑之毒气，以吸而自采天地之清气。当日小验，旬日大验，年后万病不生，延年益寿。卫生之宝，非人勿传。呼有六，曰：呵、呼、呬[4]、嘘、嘻、吹也。吸则一而已，呼有六者，以呵字治心气，以呼字治脾气，以呬字治肺气，以嘘字治肝气，以嘻字治胆气，以吹字治肾气。此六字气诀分主五脏六腑也。凡天地之气自子至巳为六阳时，自午至亥为六阴时。如阳时则对东方，勿尽闭窗户，然忌风入，乃解带正坐，叩齿三十六以定神，先搅口中浊津漱炼二三百下，候口中成清水，即低头向左而咽之，以意送下。候拍拍至腹间，即低头开口先念呵字，以吐心中毒气，念时耳不得闻呵字声，闻即气粗及损心气也。念毕仰头闭口，以鼻徐徐吸天地之清气，以补心气。吸时耳亦不得闻吸声，闻即气贫，亦损心气也。但呵时令短，吸时令长，即吐少纳多也。吸讫，即又低头念呵字，耳复不得闻呵字声，呵讫，又仰头以鼻徐徐吸清气以补心，亦不可闻吸声。如此吸者六次，即心之毒气渐散，又以天地之清气补之，心之元气亦渐复。夫再又依此式念呼字，耳亦不闻呼声，又吸以补脾，耳亦不可闻吸声。如此者六，所以散脾毒而补脾元也。次又念呬字以泻肺毒，以吸而补肺元，亦须六次。次念嘘字以泻肝毒，以吸而补肝元。嘻以泻胆毒，吸以补胆元。吹以泻肾毒，吸以补肾元。如此并各六次，是谓小周。小周者六六三十六也。三十六而六气遍，脏腑之毒气渐消，病根渐除，胆气渐完矣。以看是何脏腑受病，如眼病，即又念嘻嘘二字各十八遍，仍每次以吸补之，总之为三十六讫，是为中周。中周者，第二次三十六通为七十二也。次又再依前呵、呼、呬、嘘、嘻、吹六字法各为六次，并须呼以泻之，吸以补之，愈当精处，不可怠废。此第三次三十六也，是为大周。即总之为一百单八次，是谓百八诀也。午时属阴时，有病即对南方为之。南方属火，所以却阴毒也。然又不若子后巳前面东之为阳时也。如早起床上面东将六字各为六次，是为小周，亦可治眼病也。凡眼中诸证惟此诀能去之，他病亦然。神乎！神乎！此太上之慈旨也，略见《玉轴真经》，而详则得之师授也。如病重者每字作五十次，凡三百而六脏周矣。乃漱炼咽液叩齿讫，复为之，又三百次讫，复漱炼咽液叩齿如初。如此者三，即通为九百次，无不愈。秘之秘之，非人勿传。

——（徐春甫《古今医统大全·老老余编·太上玉轴六字气诀》）

【注释】

［1］道藏：道教经籍的总集，是按照一定的编纂意图、收集范围和组织结构，将许多经典编排起来的大型道教丛书。

［2］玉轴经：气功养生著作。全称《上清黄庭五脏六府真人玉轴经》。1卷。未著撰人。

［3］痼癖（gù pǐ）：长期养成不易改变的嗜好。

［4］呬（xì）：呼吸，喘息。

【按语】养生六字诀就是我国古代流传下来的一种养生方法，早在《吕氏春秋》中就有关于用导引呼吸治病的论述。"六字诀"最早出自梁代陶弘景《养性延命录》："凡行气，以鼻纳气，以口吐气，微而行之名曰长息。纳气有一，吐气有六。纳气一者谓吸也，吐气六者谓吹、呼、嘻、呵、嘘、呬，皆为长息吐气之法。时寒可吹，时温可呼，委曲治病，吹以去风，呼以去热，嘻以去烦，呵以下气，嘘以散滞，呬以解极。"唐代孙思邈按五行相生之顺序，配合四时之季节，编写成卫生歌："春嘘明目夏呵心，秋呬冬吹肺肾宁。四季常呼脾化食，三焦嘻出热难停。发宜常梳气宜敛，齿宜数叩津宜咽。子欲不死修昆仑，双手摩擦常在面。"宋朝邹朴庵著《太上玉轴六字诀》注解极为详细。《幻真先生服内元气诀法》《修龄要旨》等著作都有独到的见解。

七、"养生五难"析

【原文】养生有五难：名利不灭，此一难也；喜怒不除，此二难也；声色不去，此三难也；滋味不绝，此四难也；神虑精散，此五难也。五者必存，虽心希难老，口诵至言，咀嚼英华，呼吸太阳，不能不夭其年也。五者无于胸中，则信顺日深，玄德日全，不祈喜而自福，不求寿而自延。此养生大理所归也。圣人一度循轨，不变其宜，不易其常，放准修绳，曲因其当。夫喜怒者，道之邪也；忧悲者，德之失也；好憎者，心之过也；嗜欲者，性之偏也。人大怒伤阴，大喜坠阳，暴气发喑[1]，惊怖为狂。忧悲多患，痛乃成积。好憎繁多，祸乃相随。故心不忧乐，德之至也；通而不变，静之至也；嗜欲不载，虚之至也；无所爱憎，平之至也；不与物散，粹之至也。能此五者，则通于神明。通于神明者，得其内者也。

夫孔窍者，精神之户牖[2]也；而气志者，五脏之使佐也。耳目淫于声色之乐，则五脏摇动而不定也。五脏摇动而不定，则血气滔荡而不休。气血滔荡而不休，则精神驰骋于外而不守矣。精神驰骋于外而不守，则祸福之至，虽如丘山，无由识之矣。使耳目精明玄达而无诱慕，气志虚静恬愉而省嗜欲，五脏定宁充盈而不泄，精神内守形骸而不外越，至望于往世之前而视于来世之后犹足为也，岂有祸福之间哉？故曰：其出弥远，其知弥少，以言夫精神之不可使外淫也。故五色乱目，使目不明；五声讹耳，使耳不聪；五味乱口，使口爽伤；趋舍滑心，使行飞扬。此四者，天下之所养性也，然皆人累也。故曰：嗜欲者，使人之气越；而好憎者，使人之心劳。弗疾去，则志气日耗矣。夫人之所以不能终其寿命而中道夭于刑戮者，何也？以其生生之厚。夫惟能无以生为者，则所以修得生也。

　　　　　　　　——（徐春甫《古今医统大全·养生余录·总论·养生篇》）

【注释】

　　[1] 喑（yīn）：哑。《释名·释疾病》："喑，俺然无声也"。

　　[2] 户牖（hù yǒu）：门窗，借指家。

　　【按语】徐春圃强调和说明"五难"对养生的重要性，并以说理的方式做进一步阐述。徐氏指出，"五难"不除，不论是吃药进补，还是采用其他养生方法，都难以避免疾病，实现真正的健康长寿；若能做到除五难，摒除一切杂念，修身养性，则虽未祈求长寿，寿命却会自动延长，这是养生的根本道理。

八、"养生以不伤为本"析

　　【原文】故凡养生，莫若知本，知本则疾无由至矣。养生以不伤为本，此要言也。且才所不逮而困思之，伤也；力所不胜而强举之，伤也；悲哀憔悴，伤也；喜乐过差，伤也；汲汲所欲，伤也；戚戚所患，伤也；久谈言笑，伤也；寝息失时，伤也；挽弓引弩，伤也；沉醉呕吐，伤也；饱食即卧，伤也；跳走喘乏，伤也；欢呼笑泣，伤也；阴阳不交，伤也。是以养性之方，唾不及远，行不疾步，耳不极听，目不极视，坐不至久，卧不及疲。先寒而衣，先热而解。不欲极饥而食，食不可过饱；不欲极渴而饮，饮不可过多。凡食多则结积聚，过饮则成痰癖[1]也。不欲甚劳甚逸，不欲起晚，不欲汗流，不欲多睡，不欲奔车走马，不欲极目远望，不欲多食生冷，不欲饮酒当风，不欲数数沐浴，不欲广志远愿，不欲规造异巧。冬不欲极温，夏不欲极凉。不欲露卧星下，不欲眠中见扇。大寒大热大风大雾，皆不欲冒之。五味入口，不欲偏多。故酸多伤脾，苦多伤肺，辛多伤肝，咸多伤心，甘多伤肾。此五行自然之理也。凡言伤者，亦不便觉也，谓久则损寿耳。

　　　　　　　　　　　——（徐春甫《古今医统大全·养生余录·总论》）

【注释】

　　[1] 癖（pǐ）：饮水不消之病。《诸病源候论·癖食不消候》："此由饮水积聚，聚于膀胱，遇冷热相搏，因而作癖"。

　　【按语】"养生以不伤为本"由晋代葛洪首次提出，认为良好的生活习惯有利于健康长寿。徐氏所云之节制饮食、节欲保精、情绪中和适度、睡眠酣畅、形劳而不倦等，都体现了这种思想。"伤"指的是人们对事物的强求，指人们不按自然运行的规律、人体运作的规律去行住坐卧，"伤"积累的结果就是人的早亡，人要养生必须去"伤"。养生讲究返璞归真，顺应自然，即以"不伤"保持旺盛的生机。"不伤"，就是要求遵循自然及生命过程的变化规律，注意调节，和谐适度，使体内阴阳平衡，守其中正，保其冲和，以实现健康长寿。徐春甫遵从葛洪的观点，从预防为主的思想出发，主张人的言行举止，存思计虑都不应超出正常的生理限度；强调必须整体协调，寓之于日常生活之中，贯穿于衣食住行坐卧之间。

九、养生惜命之道

【原文】夫人禀二仪之气，成四大之形。愚智贵贱则别，养生惜命皆同。贫乏者力微而不逮，富贵者侮傲而难持；性愚者未悟而全生，智识者或先于名利。自非至真之士，何能达保养之理哉？其有厚薄之伦，亦有矫情冒俗，口诵其事，行已违之。设能有行者，不逾晦朔，即希长寿，此亦难矣。是以达人知富贵之矫傲，故屈迹而下人；知名利之败身，故割情而去欲；知酒色之伤命，故量事而撙节[1]；知喜怒之损性，故韬情以宽心；知思虑之销神，故损情而自守；知语烦之侵气，故闭口而忘言；知哀乐之损寿，故抑之而不有；知情欲之窃命，故忍之而不为。若加之寒温适时，起居有节，滋味无爽，调息有方；精气补于泥丸，魂魄守于脏腑；和神保气，吐故纳新；嗜欲无以干其心，邪淫不能惑其性，此则持身之上品，安有不延年者哉？

——（徐春甫《古今医统大全·养生余录·总论·养生篇》）

【注释】

[1] 撙节(zǔn jié)：节制。《礼记·曲礼上》："是以君子恭敬撙节退让以明礼"。

【按语】廖廖数语，朗朗上口，告知天下之人，无论是贫贱还是高贵，无论是聪明还是愚笨，所要遵循的养生惜命之理则是同一的。

十、"五味偏多不益人"解

【原文】《内经》曰：谨和五味，骨正筋柔。气血以流，腠理以密，长有天命。《淮南子》[1]曰：五味乱口，使口爽伤，病也。陶隐居云：五味偏多不益人，恐随脏腑成殃咎[2]。五味稍薄，令人神爽。若稍偏多，损伤脏腑，此五行自然之理，初则不觉，久则为患也。酸多伤脾，肉皱而唇揭。故春七十二日，省酸增甘以养脾气。曲直作酸，属木；脾主肉，属土。木克土也。酸过食损胃气及肌肤筋骨，不益男子，损颜色。不与蛤同食，相背也。有云：饮少热醋，辟胜酒。黄戬云：自幼不食醋，今逾八十九，尤能传神。又心色赤，宜食酸，小豆、犬肉、李、韭皆酸。咸多则伤心，血凝泣而变色，故冬七十二日，省咸增苦以养心气。润下作咸，属水；心主血，属火。水克火也。盐过于咸则伤肺，兼损筋力。西北人食不耐咸，多寿；东南人食多欲咸，少寿。病嗽及水气者，全宜禁之。晋·桃源避世之人，盐味不通，多寿。后五味通而寿齿损矣。又脾色黄，宜食咸，大豆、豕肉、粟、藿皆咸。甘多伤肾，骨痛而齿落，故季月各十八日，省甘增咸以养肾气。稼穑作甘，属土；肾主骨，属水。土克水也。又肝色青，宜食甘，粳米、牛肉、枣、葵皆甘。苦多伤肺，皮槁而毛落。故夏七十二日，省苦增辛以养肺气。炎上作苦，属火；肺主皮毛，属金。火克金也。又肺色白，宜食苦，麦、羊肉、杏、薤皆苦。辛多伤肝，筋急而爪枯。故秋七十二日，省辛增酸以养肝气。从革作辛，属金；肝主筋，属木。金克木也。胡椒和气，过多损肺金，吐血。细椒久食，失明乏气，合口者害人。十月勿食椒，损人心，伤血脉，多忘。除湿温中益妇人。又肾色黑，宜食辛，黄黍、鸡肉、桃、葱皆辛。

——（徐春甫《古今医统大全·养生余录·人元之寿饮食有度者得之·五味》）

【注释】

[1]淮南子：又名《淮南鸿烈》《刘安子》，我国西汉时期论文集，由淮南王刘安主持撰写，故而得名。

[2]殃咎(yāng jiù)：灾祸，本文意为"疾患"。

【按语】这里举出的"男子宜少食酸则长寿""西北人食不耐咸多寿，东南之人因多食咸而少寿"之例，涉及到体质与地理关系的理论，这是五味养生不能忽视的因素。

1.徐春甫主要的医学成就和医事活动体现在哪些方面？

2.徐春甫有哪些精妙的养生治未病论述？

3.简要介绍一则徐春甫在导引摄生等方面的养生方法和要诀。

第十五节　程履新

程履新，字德基，清代休宁县汉口人。所撰《山居本草》6卷选录了山林园圃陂泽易得而又易奏效的常见药物。《易简方论》6卷则取和平安稳之方，编入常见之病，以便缺医少药地区开卷取药、选方治病。本节选取了《山居本草》中的4则精妙论说作为学习内容，要求熟悉程履新本草学和养生学的观点，了解程履新议论纵横、引申衍义医药学说的特色和风格。

一、病有不以药治者

【原文】夫软言慰众，欢喜愈病，此不载方书，从何指授？抑岂颛颛药物见效者耶？故病有以药治者，有不以药治者；有以治治之者，有不以治之而治之者。古哲云：与其病后能服药，不如病前能自防；与其病前能自防，不如无病能自养也。古人喻用药如用兵，夫兵凶器也，战危事也，每诵"一将功成万骨枯"之句，不寒而栗矣。努力廊庙慎佳兵，其仁人之言也。夫常见人有自少至老康健安宁，从无疾病，终身不知药为何物者，又何藉？尚于本草也耶。正如尧舜成康之世，雍雍熙熙，击壤而歌，民不知兵甲为何用者，又何？尚于孙吴韬略也哉。

——（陈履新《山居本草·引》）

【按语】西汉枚乘作有《七发》，认为"要言妙道"是治疗疾病的最好药方，一番说辞使楚太子"涩然汗出，霍然病已"。"良药苦口利于病，善言温语去顽疾"，程履新就是从"软言慰众，欢喜愈病"的典故出发，继之以"有自少至老康健安宁，终身不知药为何物"和"尧舜成康之世，民不知兵甲为何用"为事实依据，在论证"病有不以药治者，有不以治之而治之者"的基础上，充分阐释了"不治已病治未病"主导思想。"不战而屈人之兵"乃是孙吴韬略之最高境界，即程氏所谓"尚于孙吴韬略也"；"不以药治""无疾终身"乃岐黄医术之最高境界，即程氏所谓"尚于本草也"。

二、"心病还将心药医"解

【原文】孟子曰：万物皆备于我矣。人为万物之灵，心为人身之主，主明则众安，主不明则十二官危，心生种种病生，心安种种病安。古哲云"心病还将心药医"，又岂草木金石之所能代治哉！伤于曲蘖者断酒方瘳，纵于淫荡者戒欲许安，窒于忧郁者潇洒方起，若不原其情而求其本，虽坐扁鹊于堂，无有裨也。

——（陈履新《山居本草·引》）

【按语】我国古代先哲很早懂得了调节情绪以治病的道理，历代许多著名医家都开出过净化心灵的妙药良方，程氏就录有"百药"，其中就有"行宽心和是一药，心平气和是一药，心静意定是一药，忿怒能制是一药"等数"味"，但"百药"主要针对社会习俗之种种病态弊端而设，以治病用药喻为人处事的道理，也属"心病心药"理论的延伸与发挥，古之所谓教化之功是也。

三、病无穷药亦无穷，药活人亦能杀人

【原文】自其常而论之，《神农》三百六十五种已不为少；就其变而论之，虽《纲目》一千八百九十二种尚有所未足焉。夫天地不虚生一物，生一物必有一物之用，故有是病必有是药，病千万变药亦千万变，病无穷药亦无穷也。常观内典，文殊令善财采药，善财遍观大地，无不是药者。拈一茎草，度与文殊，殊示众曰：此药能杀人，亦能活人。夫大地无不是药，而所拈才一茎耳。人知药能活人，不知能杀人；知能杀能活，不知活之为杀，杀之为活。了是义者，然后可活人于无量。

——（程履新《山居本草·引》）

【按语】何谓"《神农》三百六十五种已不为少"？自张仲景创立理法方药辨证治疗体系以来，"三百六十五种"之组方变化亦无穷矣，"其常"乃指药味数量之常，而组方变化则无常矣，以应病之"千万变"，故谓之"已不为少"；何谓"《纲目》一千八百九十二种尚有所未足"？唐代文学家韩昌黎《进学解》有言："玉札丹砂，赤箭青芝，牛溲马勃，败鼓之皮，俱收并蓄，待用无遗也，医师之良也。"世间万物能为医所用者不能尽收本草，故谓之"尚有所未足"；何以言"天地不虚生一物，生一物必有一物之用"？明代张介宾即曾引用东晋武昌太守陶侃"竹头木屑，曾利兵家"之典故，来说明天地万物无一物而非用，在药则唯在医者善于取用耳；又何以言"药能杀人"乎？早在唐代孙思邈就认识到："草木相反，使人迷乱，力甚刀剑。"金元四家之一的张子和更明确指出："凡药有毒也，非止大毒、小毒之毒，虽甘草、苦参不可不谓之毒，久服必人偏性，气增而久，夭之由也。"现代医学面临的滥用抗生素、药源性疾病和过度医疗等问题也足资佐证。由此观之，程氏立论无不言之有据、有籍可稽矣。

四、人生岂可宝山而空手回矣

【原文】夫身者，父母生之，天地成之，原至重也，苟能尊养此身，则位天地、育万物，为圣为贤，成仙成佛，皆是此身为之，不可慎重乎哉？惟世人不知自重其身，纵性肆

欲，靡所不为，枉生七尺之躯，甘受六贼之害，上之可以戕吾性，次之可以损吾身，甘为下遇，甘为夭折，醉生梦死，不知愧悔，可不哀哉！试思此身，幸而为中华人，幸而为男子身，又幸而读圣贤之书，观圣贤之事，皆百千万劫所难遭遇者也。若不亟思猛省，希圣希贤，如入宝山而空手回矣，岂不大可惜乎？

·——（《山居本草·卷一·身部》）

【按语】程履新先生博极群书，文笔优美，议论纵横，游刃有余，是一位有着强烈社会责任感的文人。本文所论，由父母天生而论及尊身养生，由尊身养生而论及修身励志，批评了时人不知自重之种种弊病，例举了人生难得之种种万幸，指出人生不可虚度年华。"入宝山而空手回矣，岂不大可惜乎？"其文鼓动人心，感召志士，句句入理，层层推进，与其说是养生保健之道，毋如说是修身励志之言也。

1.试举一二则议论以说明程履新的本草学和养生学的观点。

2.程履新的药理和养生议论有何特色和风格？

第十六节 其他医家

一、古人不能以意告今人，今人当以意会古人也

【原文】医者意也，不得其意，则虽博极群书，而于医茫然莫辨；得其意，则守古法而非苟同，变古法而非立异，引申触类，起斯人于阽危，跻生民于寿域也。余家世业岐黄，甫龆龄，即留心活人术，自《灵》《素》《内》《难》，以迄张、朱、刘、李，亦既博闻强记矣。然往往见夫读古人书，遵法奉行，卒多不验。非古人之欺我也，盖气运不齐，方隅各异，禀赋悬殊，嗜好有别。后之人诵其词而不能通其意，是以投剂寡效耳。余自顾樗栎，岂能超出古人之范围？第阅历之馀，尝与伯兄广期，审脉论证，窃慨世之业此者，徒资残编断简，亹亹[1]而谈，以欺世盗名。无怪乎坐而言者不能起而行。于是酌古准今，凡夫外感内伤，务求至当，明其理而不必泥其词。会其神而不必袭其迹，著论若干首，寒必明其所以寒，热必明其所以热，虚实必明其所以虚实，且真中有假，假中有真，无不推详曲尽，岂敢自矜度越前贤哉？诚以"书不尽言，言不尽意"，古人不能以意告今人，今人当以意会古人也。苏子云：药虽进于医手，方多传古人。苟无所本于前，安能有所述于后？然而善师者不阵，得鱼者忘筌，得心应手，不违乎法而不拘乎法也。古人有知，应许我为知心，又何必胶柱鼓瑟，而后为善医哉！夫子云：蓍之德圆而神，卦之德方以智。方智之中，具有圆神之妙，故曰"会心录"。时乾隆十九年岁次甲戌春王月上浣之吉，休宁汪文绮蕴谷氏识。

——（汪文绮《杂症会心录·汪文绮自序》）

【按语】亹亹（wěi wěi）：指谈论动人，有吸引力。

【按语】医术也许可以通过文字表述传下来，但古代医家的高超医学境界却是无法言传的。这里汪文绮围绕"古人不能以意告今人，今人当以意会古人"观点，要阐明的是这样一个道理：我们不能拘泥于古人的方法，而是要善于酌古准今，努力达到神机妙用的境地。

二、师承之道

【原文】凡学一人欲得似，非仅择其精要而观之即可也，必并其寻常琐屑一一无遗，愈多愈详愈妙。昔有俳优欲学一相君之状态，遂投入时相之门，服役久久，一旦袍笏登场，人皆骇然以为真相君矣。此则其例也。为道虽异，理实相同。从前医家师徒相承，别无秘法，读书之外。每日临证抄方，数年之后，自然得其薪传。若但选其精作医案读之，决不能成功如此也。又非专一不可。如临症抄方，一年换数人者，决不及数年随一人者成功之佳。此无他，驳杂不专耳。正如学书法一样，专则有进，杂则无成，其理同矣。若世传天士学更十七师，此成功已后之事。心有主宰，自然能选精华而去渣滓。亦如学书成后遍临诸家相同，非为入门初学言也。余谓天下百种学问，均同一理，均同一法。所谓一以贯之，真不刊之论也。余决从天士人手，以几仲师之室。附记臆见于此，以示后来学者。

——（叶桂《未刻本叶氏医案·程序》）

【按语】程门雪，名振辉，号壶公。1902年生，卒于1972年。近代著名中医教育家，上海中医学院首任院长。此文节选自程门雪的《未刻本叶氏医案》校读记，主要谈及如何跟师临证学习的问题。程氏认为，欲学有所成、得承薪传，一则耳濡目染，"必并其寻常琐屑一一无遗"；二则"临症抄方"专师一人，"专则有进，杂则无成"，很有启迪之义。

三、书自多，而源头径路总无多

【原文】顾书未易读，而医氏之书尤未易读。《灵》《素》而下，何尝汗牛充栋，源头不清，径路不正，难乎其力读矣，难乎其为读，则自《灵》《素》而下，无不难乎其为书矣。故书不怕其多，多而能读，只是从源头上读将去，从径路上读将去，使他人不清之书吾读之自清，他人不正之书吾读之自正，书又何怕其多？书又何必其多？书自多，而源头径路总无多，从此处清则无不清，从此处正则无不正。赵普以一部《论语》佐两朝太平，得此道也。相如是，医何必不如是？余今岁读书吴门，方有执于仲景之《伤寒论》而条辨之，家阿咸辈间有从余游者，窃观余之丹黄甲乙，茫然不知所指，意余箧中另有枕秘，急欲得余所手辑书而读之，以为入门式。余晓之曰：入门之式，无逾于仲景《伤寒论》，盖千古来一部源头极清、径路极正之书，故溯而尊之曰祖。汝辈方瞠乎其后，又安从得余所手辑书而读之？而又安取余所手辑书读之？适余几上有石山先生《医读》一帙，残蚀有间矣，余幸为之补葺其缺，芟订其讹，而蠹馀瓴侧之迹，始成完本。其书大约汇诸家所有而折衷之，网罗虽多，旨归颇一。自本草、《脉诀》以至病机，虽皆四言为句，缀以韵语，而辞义贯通，浃乎气脉，使人人可记可诵而可寻。曰典曰浅曰显，虽或失之恒，断不失之妄。虽或失之践，断不失之剽，虽或失之节而略，断不失之杂而芜。盖极力于源头径路上求其清、求其正，得为今书中入门式者。阿咸辈见而攫之，攫而读之，读而喜之，遂相与谋而付之梓。余闻而叹曰。石山先生之书侈矣！当年若《本草会编》《伤寒选录》《推求师意》《医学原理》等编，无不朝脱稿而夕镂成，于今求之，灭没者半，独此《医读》一书，余仅得诸残蚀之馀，至今日始得托之梨枣之末，岂书之遇不遇亦有迟早欤？语云：看书一丈，不如读得一尺；读书一尺，不如熟得一寸。诚读此一寸者而熟之，于焉以医处郡邑，侔之有司，当不失为良有司；于焉以医处里党，侔之子弟，当不失为良子弟。医善是，是亦足矣。必欲调元赞化，以燮理侔乎良宰相，则非于仲景一寸书内讨出源头，打开径路，虽读尽《灵》《素》以下之书无补。今余所注仲景《伤寒论后条辨》，业已垂成，倘得继石山先生书后再与梨枣，则仲景生自季汉以来，未必不重开一番生面，遇不遇，又不必为书之迟早叹耳。是则余汲汲然所祷祀而祝者。康熙己酉岁孟秋月，新安程应旄郊倩甫识。

——（汪机《医读·程序》）

【按语】 文中阐释了"看书一丈，不如读得一尺；读书一尺，不如熟得一寸"的读书之道，极力强调于仲景一寸书内讨出源头的重要意义。《医读》为明代新安名医汪机所撰，明代未见刊本，据程应旄序称，程氏所得之本为残蚀之卷，因而加以补葺，于康熙八年己酉（1619）付之梨枣。

四、为人父者不可不知医

【原文】 俗下医学太易，如痘、惊二症，不论寒热虚实，人事天时，见痘之发也，概用赤芍、丹皮、红花、紫草、葛根、升麻、羌活、白芷、牛蒡、骨皮、黄芩、黄连、石膏、栀子、连翘、木通、牛黄、紫雪、羚羊、犀角、元明粉、生地汁之类。见发热、咳嗽、吐泻，而疑欲成惊也，概用防风、荆芥、柴胡、前胡、杏仁、桔梗、贝母、瓜蒌、天麻、胆星、钩藤、枳壳、僵蚕、全蝎、黄芩、黄连、金药利惊丹、广东蜡丸、牛黄、紫雪等剂，一若舍此，更无可用者。故诸先生、异夫皆能治病，良以此副家伙易识耳，何必读书。习俗移人，贤者不免不特医家欲用上件家伙，即病者之父兄见儿之痘也，医未至，先办黄连、犀角、羚羊角矣。见儿之发热不退也，医未至，先办牛黄、紫雪、广东腊丸矣。昔人谓：为人子者不可不知医。先生亦谓：为人父者不可不知医，不然万鬼啼号于夜台宁，仅此俗医之过。

——（程云鹏《慈幼筏·凡例》）

【按语】 徽州作为"朱子故里"，孝道是新安人遵守的道德规范。如新安名医胡翔凤、余显廷均因母病而究心岐黄，终成一代名医，在徽州因父母多病而走向岐黄之道者不胜枚举，所谓"为人子者不可不知医"也。而这里，清代新安儿科名医程云鹏因有感于"俗医之过"，在其所著的《慈幼筏》（又名《慈幼新书》）一书中，立足于儿科视角推而言之，发出了"为人父者不可不知医"的叹言。

五、春岩公虽遇毒，公之书至今而流传

【原文】 先生讳正伦，字子叙，别号春岩，今医家所传《养生类要》诸方即其书与其人也。先生幼而失怙，家贫不能从师，童年畜鸡积卵以购书读，谓儒业必登第仕宦而后能

济生利物。不必登第仕官而可以济生利物莫如医。于是弃儒业不事，专精医。壮岁游京师，值穆宗有贵妃善病，日就困太医院，屡药不效，诏求良医疗治之。春岩公以布衣应诏，为诊脉呈方，一药而愈。太医某者既愧其方不售，而又自耻居高位，布衣疏贱，一旦技出己上，且惧移主眷而夺其位。于是忌心炽杀机兆矣。置毒卮中以饮公，相对尽欢，公归，就枕于午夜，忽大笑数声，时公有次子从公，闻其声，疑公喜其方速效鸣得意也。平明启衾，僵卧物故，死时年仅四十。然则先生术太高，效太速，来太医之忌，虽有全身之智，猝不及防。此与秦医事适相类。古今人同事亦同，正道之难容，宁独一醯之嫉忌乎？韩非子曰：秦医虽善除，不能自弹也。乃于益信。然彼小人者计能贼善良，至其所为书与其所为名，卒不能少毁而掩蔽之也。扁鹊虽见刺而古今以良医闻。春岩公虽遇毒，公之书至今而流传，岐黄家多奉为绳尺，子孙盖世传之。公曾孙有冲孺翁者曰：吾先曾祖善著书，书存数种，有《活人心鉴》，有《养生类要》，有《脉症治方》《虚车录》等书。惟《类要》一书久行于世。余尚秘青囊在我，后人责其可辞，于是研精校订，梓其书，传之《脉症治方》，此其一也。冲孺翁亦世其家学，州间疾病者多在门。梓未就而翁即世。翁之子佺善承翁志并成春岩公之志，欲使是书终表见于世，而谒予问序，余领之而未报也。明年秋适余较士秦中骢车行部道扁鹊之墓，感鹊技高而遇刺，又感春岩公事与扁鹊适相类，又喜公后人能世其家学。是书行不仅以发明先业，循其方以济生利物，其有功于生人者甚大。遂沘笔而为之序。余闻公殁时，仲子居敬公讳行简在旁，年才舞象，力能持其丧归，兄弟皆读书而恒苦壇糜不继。居敬公读父书继父业，而以资兄弟勤读。兄居易讳行素、弟居可讳行兆，皆举明经，官学博最有名簧序至今比五世，而读书知医者蝉联不绝，春岩公盖泽流姚远哉。时康熙癸丑阳月秦中督学使者洪琮拜题。

——（吴正伦《脉症治方·洪琮序》）

【按语】新安名医吴正伦（号春岩）因医技高而遭同行害命，重演了一幕历史悲剧。同行之间扭曲心态的竞争，自古有之。记得有位名人曾经说过：对别人的嫉妒，恰恰证明自己的无能。倒不如将这种嫉妒化作自己上进的动力，努力提高自己做事做人的标准，让同行们能够对自己肃然起敬，心悦诚服，而不是处心积虑地想方设法贬低别人，侮辱、诽谤甚至恶意中伤，此乃小人之举。历史终究是公正的，嫉贤妒能、毒害贤良之辈必将遭到世人的唾弃，留下千古骂名，而"扁鹊虽见刺而古今以良医闻。春岩公虽遇毒，公之书至今而流传，岐黄家多奉为绳尺，子孙盖世传之。"其"济生利物"之术则广为世人所称颂。

六、秀才学医，笼中捉鸡

【原文】古云不得为良相，则为良医。夫医与相，位分虽殊，而其济人利物之功则同耳。虽然医者意也，神而明之存乎其人。自非博学多闻格物穷理之微者不能臻。夫精妙也。余承乏南越，奉养吾母于官舍，炎方风候既殊，而吾母又常苦臂痛，偏求医药未得霍然。余每早夜切祝日安，得遇缓和其人者，俾吾母康且健乎。癸亥岁朱子凝阳自江左来粤，余初未之闻也。既闻之复阻于人言，未之深信也。去冬来端州，余始与之接叩其中，诚所谓博学多闻，格物穷理之微者，而于农轩一道，尤得其精妙。乃延视吾母，初诊之日未可轻言病源也，再诊之日吾得之矣。此气郁血虚症，医者误以风治耳。遂以舒补之剂进，而吾母即获稍安。时余有入贺之役，再拜以情告，留其在端调理，而朱子毅然任之无难色。余汲汲往返三阅月而事竣，既归署，见吾母颜色沃如，精神倍健矣，此又朱子之意气过人者。于是越中士大夫争相延致，而朱子所投辄效。因自笑曰：吾非医也，苟于人有济，即目为扁鹊仓公何不可者，乃出其生平所辑奇方示余，欲镂版传播，俾夫遐陬僻壤卒有阴阳之患者，不至求药如金而望医如帝。朱子之用心可谓至矣。然服药求效，只取济于一时，而却病延年务讲求诸平日。盖嗜欲不节，非以卫生神为形役，非以养性七情六欲动为牵制，非以达观复于急救之外，辑饮食修养格物三种，其仰稽天候，府察地脉，悟生理之自然。识物性之万变，悉于是书备之噫。朱子以济人利物之心，寓之于医而行之以正，其功讵谓出良相下哉！以语朱子，其必以余为知言也，夫吴中韩作栋题。

——《朱本中《急救须知·韩作栋序》》

【按语】俗语说：秀才学医，笼中捉鸡。唐代著名书法家张旭在看了公孙大娘舞剑以后，草书技艺突飞猛进。达·芬奇的名画《最后的晚餐》和《蒙娜丽莎》能够流传千古，除了得益于他精湛的艺术造诣以外，还与他对人体解剖学知识的素养有密切的关系。诗云"用笔不灵看燕舞，行文无序赏花开"，同样历代名医之所以成大器，也都是在雄厚的传统文化功底的基础上，触类旁通而成正果。

七、治病之难，诊家与主家宜各持其神明而不乱也

【原文】家伊川先生云，事亲者不可不知医。每念斯语，为之汗下也。余以老父春秋高，乞归养，壬申之春随待渡江，遍览金焦诸胜，归寓邗上，流连数月，老父忽遭痰疾，目眩肢软，哕逆势甚盛，自恨不知医理，特延吾友养斋罗君诊视，君断曰：此虚寒类中之病，非火非风，先攻有形之痰，后补无形之气，法不可稍紊。初服二陈及三子养亲汤，佐以沉香诸品。十余贴后，气平哕止，君拟加参附。时方溽暑，余惧不敢进，君促曰：用药如用兵，进退迟速，只争些子，今大肠闭结久，急宜温通助气法，不可以稍缓。药进，翌日便通，他症不增亦不减，再服如初。余请易前方，君解曰：温药病不增即是减，只此一方可服百贴，法不可以朝更而夕改。久之，脾胃大强，精神渐旺，而诸症悉平。噫！此非君洞见垣一方，不能有此胆，亦非余信君之深，不敢直从其说。信乎治病之难，诊家与主家宜各持其神明而不乱也。不然，岂不如刘后村所云"医杂人争试一方"耶？世之不择医而延，与延而不信，信而不专，以及临时翻本草，阅方书，不辨药材真伪，妄自增减分量者可以惧矣。

——《罗浩《医经余论·程元吉序》》

【按语】近代中医大家恽铁樵说："附子最有用，亦最难用。"最有用是说附子能够救人于危急存亡之际，被称为回阳救逆第一品药；最难用是因为附子是大辛大热且大毒之品，只有经验丰富的医学家，才能够把附子驯服得俯首听命。上案中，罗浩能于溽暑之际，义无反顾地用参附，药后又能胸有成竹地判断出"温药病不增即是减"的病情，犹如用兵，知己知彼，百战不殆，其医术之高明可见一斑。

上序论用附子是一奇，另外还涉及医患关系更值一提："信乎治病之难，诊家与主家

宜各持其神明而不乱也。"是说诊病愈疾关乎医患关系双方，不管是患者还是医生都要保持清醒的头脑。一方面，作为医生当然应有高超的医技，辨证精确，更要耐心解释，让患者相信你、配合你；另一方面，患家则应学会选择和配合医生，他告诫说："世之不择医而延，与延而不信，信而不专，以及临时翻本草，阅方书，不辨药材真伪，妄自增减分量者可以惧矣。"临床上患者不选择好医生，或选择了医生又不信任医生，或信任了医生却又不能由始至终地与医生默契配合，甚至自己临时翻书找方，随意擅自更改治疗方案，都是十分可怕的。患者的情绪、信任度、配合度，都会直接影响到医生的诊疗质量，聪明的患者会成为医生克敌制胜的有效辅助力量。

八、用者为类固少，知者为数宜多

【原文】或有问予曰：大方科所用药品不过二百余种，何须用若是之多？予曰：用者为类固少，知者为数宜多。且豆令人重，榆令人瞑，合欢蠲忿，萱草忘忧，虽不治病，或知其说，此皆寻常应知，应用药品不多也，因识之。

——（吴承荣《吴氏摘要本草·序》）

【按语】仲景用药仅170余味，然其药有限而组方变化无穷，亦能从容应对无限之病证变化，故作者有此一设问也；是书"集药品五百七十余种，备于此卷，为初学读之"，故作者有此一自答也。自问自答之中，从另一个角度和侧面点明了"书到用时方恨少"的道理。"用者为类固少，知者为数宜多"，不谛著书立言、传道授业解惑如此，各行各业、各项工作皆如是矣。

九、草木清爽宜人

【原文】予性禀澹泊，家常日用，觉与蔬菜宜，诸凡甘毳，不喜纵嗜。及阅王西楼《野菜谱》若干种，每访采茹，植其异者于家圃，以供野味，惜其种类局而未广。庚戌岁肄业黄山七载，每过普门师道场，见诸方游释多采根芽花实茎叶，供终日餐。因随叩索，备尝之，而识所未识者若干种。然犹限之境内，境以外辄遗之。又值社友潘稚春出《备荒本草》，云得关中王府抄本若干种。阅之，予益欣艳。用是按时采取，如法调食。虽性有温平寒热之异，味有甘苦辛酸之殊，皆清利爽口，总之宜人，此尤澹泊者之所怡情，其于腥膻之味，直将唾弃之矣。矧夫疗医以愈疾，备荒以赈饥，种种藉是，益知草木之功，足以广仁爱，而佐粒食于不穷也已。且孟子曰："五谷者，种之美者也。苟为不熟，不如荑稗。"兹采集野蔬以防岁歉，随处便于民取，岂非过于荑稗乎？今所得若干余种，共四百数十种，皆予亲尝试之，分作草部二卷，木部一卷。次其品汇，别其性味，详其调剂，并图其形而胪列。即野叟山童一搜阅而知采茹焉，其于民用未为无补矣。

——（鲍山《野菜博录·自序》）

【按语】《野菜博录》一书为清《四库全书》所收录，《四库全书》评曰："盖明之末造，饥馑相仍，山作此书，亦仁者之用心乎""事虽浅近，要以荒政之一端也"，指出其撰写动机在于救荒活命；鲍氏之自序也表明心迹："采集野蔬以防岁歉，随处便于民取"，

"野叟山童一搜阅而知采茹焉"，字里行间充满了"身居山中、心系天下"的忧民情怀。佛家戒杀生，道家倡素净，儒家重修身，都从不同角度推崇蔬食。在这里，口味上的清淡不仅仅是"五谷为养，五菜为充"之饮食结构的反映，而且是僧道素洁恬淡、文人雅致清淡和士大夫忧国忧民情怀的反映。这里，其"草木清爽宜人"的思想已上升为"养生修身广仁爱"的处世信念，是作者情趣操守和志向追求的真实写照。

《野菜博录》基本沿用了明朱橚《救荒本草》的体例，但排列简明，文字简约，分类更为科学，将《救荒本草》首分五部改为只分草、木两部，省去米谷、果、菜三部，再根据可食部位如叶可食、茎可食、花可食等，草部再分为10小类，木部再分为7小类，共17小类435种野菜。《野菜博录》是野菜古籍的集大成之作，在其收录的435种野菜中，新增近50种，删除《救荒本草》26种，其中像蚕豆、梨、葡萄、莲藕、苋菜等早已引种"驯化"，显然不再属野菜了。为指导灾民正确食用野菜，鲍氏亲自采食调制品尝，逐一重新描摹绘图，分述生长状况与性味、食法，全书图文并茂，插图精确，具有很强的实用性和科学研究价值。

十、五味子与人参、麦冬立方，已失南阳妙用矣

【原文】《药性医方辨》，歙江玉麟序曰：予尝闻罗君云，药性之失，失在唐宋。若五味子，南阳入于小青龙汤，与麻黄、桂枝、干姜、细辛并用；治痰饮证，亦与细辛、桂枝、干姜同用。盖水饮之证，潜伏于里，刚药不得入其中，则不能攻之使出，以五味至酸之品，敛诸药之性，深入而祛逐之，非止为咳逆而设，此神化之法也。自生脉饮与人参、麦冬立方，已失南阳妙用矣。

——（罗浩《海州文献录·药性医方辨·歙江玉麟序》）

【按语】医圣张仲景常用五味子与干姜、细辛等辛散之品相配，治疗肺部停饮之咳喘，一散一收，一升一降，正与肺气宣发与肃降相合。其所创之小青龙汤、小青龙加石膏汤、射干麻黄汤、厚朴麻黄汤、苓甘五味姜辛汤、桂苓五味甘草去桂加姜辛夏汤、苓甘五味加姜辛半夏杏仁汤、苓甘五味加姜辛半杏大黄汤等方，均巧施五味子于诸辛散药中，为后人所推崇。参麦相伍益气养阴，如加入五味子其酸敛收涩，不唯无补、反倒有碍，去五味子之参麦，其方证更为相符。今有减去五味子之参麦饮及其口服液、注射液等创新制剂，其与生脉饮之相应制剂临床疗效相近，可资佐证。故罗氏曰："自生脉饮与人参、麦冬立方，已失南阳妙用矣。"罗氏以五味子为例，意在说明"药性之失，失在唐宋"。唐宋是药学理论体系快速形成与发展时期，尤其宋元诸多医家在药性理论的构建上作出了突出的贡献，通过不断创新发展了中医药学理论。继承与发展是对立统一的矛盾运动，有得必有所失，创新与发展必然会带来继承上的相对不足，唐宋在药性理论的继承上有所缺失在所难免，罗氏"药性之失，失在唐宋"的观点应有其一定的合理性。

十一、补天大造丸治男女天癸虚损

【原文】补天大造丸治男女天癸虚损。黄柏（盐水炒）、败龟板（酥酒炙）各四两，杜仲（姜汁炒断丝）、牛膝、陈皮各二两，夏加五味子炒一两，冬加干姜五钱，共末，紫河

车一具，用河水浸洗，以银簪挑去血丝，洗极净后，以酒再洗，蒸烂捣丸炼蜜为丸，如梧桐子大，空心以温酒送下三钱。天癸者，男之精，女之血。先天得之以成形，后天得之以有生者也，故曰天癸。用黄柏、龟板、杜仲、牛膝，皆濡润味厚物也。使其降而补阴。复用陈皮，假以疏滞。夏加五味者，扶其不胜之金也。冬加干姜者，壮其无光之火也。《经》曰：无伐天和。此之谓也。紫河车者，人胞也。亦精血之所融结，乃无极之盛，未生之天也。已生之后，天癸虚损，补以草木之药，非其类也，卒难实效。人胞，名曰混沌皮，则亦天耳，以先天之天，补后天之天，所谓补以类也，故曰补天《医方考》。

——（洪基《房术奇书·房中炼己捷要》）

【按语】 本方在《养生类要》《医学心悟》《奇方类编》等新安医书中都有提及，《养生类要》云："若虚劳房室过度之人，五心烦热，服之神效。平常之人，四十以后尤宜常服，接补真元以跻上寿。"《奇方类编》用于治疗诸虚百损，五劳七伤；《幼科金针》用于治疗肺虚久嗽无痰及鸡胸；还可用于肺痨五脏俱伤。洪基在本书中收录此方，作为男女天癸虚损之用，属独到之处。洪基强调"天癸"是决定男女性功能成长、发育、旺盛、衰退的基本物质，一方面，内外环境、地区、气候、遗传影响可导致天癸萌发过迟；另一方面，器质性病变、先天畸形等亦可引起天癸虚损。补天大造丸方中，人参、黄芪、白术、山药、茯苓健补肺脾，益气养血；当归、芍药、熟地、枸杞子培补阴精；紫河车、龟板、鹿角阴阳并补，厚味填精；远志、枣仁宁心安神，共奏温养精气、培补阴阳之功。

第十七节　思政课堂

新安医学的医德医风体现在"三心"：即"仁心、孝心、诚心"，医家讲究仁心仁术，医家也是为人子者讲究孝心，医家售药讲究诚心。这"三心"今天看来虽然受封建社会制度的烙印而有所局限，但传统美德仍值得我们提倡，因为即使在当今社会，对于医务工作者来说"三心"精神也是必须具备的。当然，今天来诠释这"三心"，归根结底就应上升为一个社会责任感问题了，即对自己、对家庭、对社会、对国家的责任感。儒家的"修身齐家，治国平天下"实际上也是修炼责任感的高度概括。责任感是在一个人的思想、觉悟、道德和良知等可贵品质基础上的高尚境界，也是一个人成才所必须具备的素质。对一位医务工作者来说，具有责任感就是应该明确自己所处的特殊的社会角色。具体地说，第一，对自己负责任的责任感，涉及自己怎样做学问、做人，怎样成为一名优秀的医生的思考。第二，对自己最亲近人的责任感，在社会生活和社会关系中，每个人都有自己最亲近的人，如父母双亲、兄弟姐妹，只有懂得爱自己的父母，珍惜自己的手足之情，始终怀有一颗爱心，才有可能去热爱自己的事业，去善待一切患者。社会是由许许多多的个体组成的，在社会中，人与人之间存在着各种各样的必然关系，医患关系就是当今社会的一个敏感的特殊关系。第三，对社会的责任感，具有强烈的社会责任感，才能时刻关心国家的发展，民族的腾飞，树立对人民、对民族、对国家、对社会进步、对世界发展、对人类幸福的责任感，这是在科学的世界观上更高层次、更高境界里的深化与发展。

一、仁心：仁天下之事不一，活人为大

【原文】仁天下之事不一，活人为大，活人之事亦不一，医为重，而医之中惟伤寒为更重。然医之为道能活人，亦能杀人。习是者不可不知，尤不可不慎此。扶生程先生所注张仲景《伤寒论》，而尊之为经，乃诚万世不朽之书也。夫天地好生，恐人夭札，故自混茫开而三皇出，伏羲御世百余年，即有神农氏为医家之祖。轩岐以下虽代不乏人，而如汉末之张仲景，则医中圣也。第业医者多，能读仲景之书者甚少。

——（程知[1]《伤寒经注·黄允亮序》）

【注释】

[1]程知，字扶生，号蒿庵。明末清初新安休宁人。

【按语】医者仁术，医家所提倡的"仁爱""救人"，是要求医家赤诚地关爱患者，注重患者生命，尊重患者人格，济世活人。这也是新安医家对"医者仁心"的理解，清代新安歙县喉科名医郑梅涧有一枚处方印章，为椭圆形，阳文篆书，刻印的内容是"一腔浑是活人心"，每每于处方笺上作"起首"之用，一是为了自勉，二是告诫子孙，不得求名邀利，此章至今藏于安徽中医药大学郑氏喉科后裔之手。清代新安名医何家骏，黟县碧山人，因医术高超求诊者络绎不绝，但他治病不收礼物，强调："吾非以医市人"。新安清代名医陈进摩，婺源人，精医术，为人治病，每早晚必亲去探视，贫者施药并济财物，亲疏远近，视同一体，家境本来丰裕，晚年竟因施舍而致贫。诸如此类故事举不胜举。

二、孝心：为人子者不可不知医

【原文】胡翔凤，字守先，号爱吾。清华人，岁贡生。自幼笃志力学，入泮[1]后，每试优等。秋闱[2]未售，绝意进取。与人交，重气谊，课生徒多蜚声庠序[3]。豪放不羁，时以诗酒自娱。嗣因母病慨然曰：为人子不可不知医。自此究心岐黄，著有《本草歌》《医学蠡测》若干卷。

——（民国十四年《婺源县志·卷三十六·人物》）

【注释】

[1]入泮：古代学宫前有泮水，故称学校为泮宫。科举时代学童入学为生员，称为"入泮"。

[2]秋闱：秋试考场。宋章谠等《七星岩题名》："重试秋闱后，同考官合沙刘汉英、清源徐雷开来游"。秋闱未售，即应试未中。

[3]庠序：古代的地方学校。后亦泛称学校。

【按语】孝道是新安人遵守的道德规范，能懂得医理以便更好地侍奉父母，助其健康长寿，也是人们追求尽孝的一个方面，所以"为人子者不可不知医"的一片孝心促使许多人走上了从医路。诸如清代道光年间新安婺源名医王燧周，其母突患重症痢疾，危在旦夕，王为救母，亲自尝母亲的粪便以了解病情，帮助诊断，最终治好了母病。今天歙县棠樾村口百余米长的甬道上，仍井然有序地屹立着7座牌坊，这就是全国罕见的棠樾牌坊群。牌坊群按"忠、孝、节、义"的顺序由两头向中间依次排列，呈半弧形展开。其中鲍

灿"孝子坊"为明嘉庆初年始建，清乾隆十一年重修。牌坊额刻"旌表孝行赠兵右部右侍郎鲍灿"。鲍灿，读书通达，不求仕进。因母亲两脚病疽，延医多年无效，即持续吸吮老母双脚脓血，终致痊愈。其孝行感动了乡里，经请旨建了这座旌表牌坊。还有，建于清嘉庆二年的鲍逢昌"孝子坊"，因母亲病重在床，鲍逢昌历尽艰辛，攀崖越岭，四处采药医治，并割股疗亲，以表孝心。乾隆三十九年下旨旌表，称赞他"天鉴精诚""人钦真孝"。后即建此坊，传誉乡里。

三、诚心：药之真伪视乎心之真伪

【原文】 本堂未开张以前，历年施送各药，必购求上品，区区之心谅所共鉴矣。大凡药之真伪难辨，至丸散膏丹尤不易辨，要之，药之真伪视乎心之真伪而已。嗜利之徒以伪混真，其心固不可，即使尽心采办，不惜重资，而配合时，铺友或偶涉粗忽，未能调剂得宜、等分适合，无论有心无心，总之一经差错，主人与铺友皆无以自问其心。爰集同人。悉心拣选，精益求精，慎之又慎。莫谓人不及见，须知天理昭彰，近报己身，远报儿孙，可不傲乎？可不惧乎？所愿采办配合时共矢此心，以要诸久远焉巳尔。时在光绪三年岁次丁丑冬月毂旦，浙省杭城胡光墉雪岩甫识。

——（胡光墉《胡庆余堂丸散膏丹全集·胡光墉序》）

【按语】 胡光墉，字雪岩，清末红极一时的红顶徽商。上述序言可见，"药之真伪视乎心之真伪"是徽商经商制药，自约自律的道德规范，胡雪岩以良药济世，以诚心戒欺，取信百家，使"胡庆余堂"药品饮誉中外，得以持久不衰，成为与北京"同仁堂"并列的我国南北两大中药药店。

清代徽商胡雪岩是一位成功药商，他认为：药商卖药只能靠自我约束。不诚实的人卖药，尤其是卖成药，用料不实，分量不足，病家用过，不仅不能治病，相反还会坏事。只有心慈诚实的人，能够时时为病家着想，才能时时注意药的品质，所以胡雪岩一生都在追求靠诚实无欺来建立起自己真正的品牌效应，这是他之所以成功的基础。

"药之真伪视乎心之真伪"，这也是新安医家行医及徽商经商制药道德规范自约的至理名言，具体行动上，首先，努力做到"货真不伪"，新安名药铺"胞与堂"所制丸散的药材，如人参丸、牛黄丸等丸散中有贵重之人参、牛黄等，出售前先将人参、牛黄、珍珠等贵重品碾成粉末，封固收藏，待患者购药时拿出给患者亲自过目后，旋即与其他药物加工成丸。"胡庆余堂"制"金鹿丸"更是匠心独具，杀鹿前，胡雪岩组织大队人马抬着大鹿，披红戴绿，敲锣打鼓，游街示众，然后当众宰杀制药，使"金鹿丸"的声誉卓著。这种手段被"种德堂"等徽州其他名药店所引用。这样一方面讲求信誉，同时又扩大产品知名度，是促销非常巧妙的手段。其次，明码标价，"药价画一"，如新安最早的药店"保和堂"，"凡所售丸散皆一一注明其主治，无论老幼愚智咸可以按其条例选购，"在经营中讲究信誉，"不随世人将就贸易，故其药有定价，宁薄息而售，世不二价以徇人"。"胞与堂"更是明确："药盟画一之誓，价定画一之规"。

此外，更有许多医家有在饥年荒年、疾病流行之时，免费发放丸散膏丹汤药之义举。

参考文献

［1］新安医籍丛刊编委会.新安医籍丛刊·本草类［M］.合肥：安徽科学技术出版社，1990.

［2］新安医籍丛刊编委会.新安医籍丛刊·针灸类［M］.合肥：安徽科学技术出版社，1992.

［3］新安医籍丛刊编委会.新安医籍丛刊·古今医统大全［M］.合肥：安徽科学技术出版社，1995.

［4］新安医籍丛刊编委会.新安医籍丛刊·医经类［M］.合肥：安徽科学技术出版社，1995.

［5］王乐匋.新安医籍考［M］.合肥：安徽科学技术出版社，1995.

［6］汪机.伤寒选录［M］.明万历三年（1575年）敬贤堂刊本.藏安徽中医药大学.

［7］王承略.野菜博录［M］.济南：山东画报出版社，2007.

［8］程履新.山居本草［M］.清康熙三十五年丙子刻本（1696年）.藏安徽中医药大学

［9］高尔鑫.汪石山医学全书［M］.北京：中国中医药出版社，1999.

［10］新安医籍丛刊编委会.新安医籍丛刊·医案医话类［M］.合肥：安徽科学技术出版社，1993.

［11］徐春甫.老老余编（影印本）［M］.北京：中医古籍出版社，1996.

［12］徐春甫.养生余录（影印本）［M］.北京：中医古籍出版社，1996.

［13］余国珮.医理［M］.清宣统二年（1910）皋邑蒋希原抄录本.藏安徽中医药大学.

［14］余国珮.婺源余先生医案［M］.清咸丰元年（1851）刘祉纯抄本.藏安徽中医药大学.

［15］程履新.山居本草（影印本）［M］.北京：中医古籍出版社，1995.

［16］朱本中.修养须知［M］.清康熙二十八年（1689）古越吴兴祚刻本，藏安徽中医药大学.

［17］汪昂.勿药元诠［M］.北京：人民卫生出版社，2006.

［18］洪基.房术奇书［M］.清光绪三十一年（1905）刻本.藏安徽中医药大学.

［19］吴谦.御纂医宗金鉴（影印本）［M］.南京：江苏科学技术出版社，2005.

［20］韩学杰，张印生.孙一奎医学全书［M］.北京：中国中医药出版社，1999.

［21］吴澄撰.不居集［M］.北京:人民卫生出版社，1998.

［22］程国彭.医学心悟［M］.天津:天津科学技术出版社，1999.